龙城科普系列丛书

常州市科学技术协会组编

辨体质　话健康

常州市钟楼区卫生局　主　编

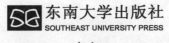

U0253209

东南大学出版社
SOUTHEAST UNIVERSITY PRESS

·南京·

内容提要

    本书是由常州市钟楼区各社区卫生服务机构从事中医药临床工作的精英,在工作的百忙之中利用星期天、节假日休息时间,经过一年多的辛勤耕耘,收集、整理当代名医大家之最新医学论著和临床经验,编著的一本适用于广大人民群众"防病养生"的科普读物。

    由于本书面对的读者是普通老百姓,编委们尽量不用或少用医疗专业术语,选用了老百姓看得懂的方式,图文并茂、由此及彼、由表及里、深入浅出、通俗易懂。

    本书分"中医养生概论"、"中医体质辨识"和"常见多发病的体质养生"三大部分,共二十一个章节。

    本书集当代先进的"防病、养生"科学知识为一体,不但是社区居民的健康指南,对于中医师、中西医结合医师和社会各阶层人士均有参考价值。

    本书在编写过程中参考引用了他人的资料,在此特别致谢。

图书在版编目(CIP)数据

    辨体质 话健康/常州市钟楼区卫生局主编;常州市科学技术协会组编. —南京:东南大学出版社,2014.10
    ISBN 978-7-5641-5300-7

    Ⅰ.①辨…　Ⅱ.①常…②常…　Ⅲ.①保健—基本知识　Ⅳ.①R161

    中国版本图书馆 CIP 数据核字(2014)第 246881 号

辨体质 话健康

出版发行	东南大学出版社
社　　址	南京市四牌楼 2 号
邮　　编	210096
出 版 人	江建中
网　　址	http://www.seupress.com
电子邮箱	press@seupress.com
经　　销	全国各地新华书店
排　　版	南京新翰博图文制作有限公司
印　　刷	常州武进第三印刷有限公司
开　　本	700 mm×1 000 mm　1/16
印　　张	11.5
字　　数	150 千
版　　次	2014 年 10 月第 1 版
印　　次	2014 年 10 月第 1 次印刷
书　　号	ISBN 978-7-5641-5300-7
定　　价	30.00 元

    本社图书若有印装质量问题,请直接与营销部联系。电话(传真):025-83791830。

序

随着我国经济社会文化的迅速发展，随着人民物质生活水平和环境质量的不断改善，随着医疗水平和自我保健意识的显著提高，我国人口平均寿命有较大幅度的提高，活到一百岁已经不再是梦！但是，还是有很多人达不到这个寿域，其中很大的原因是养生保健不得法。有人说，请个医生帮我们保健不行吗？不行！临床医疗与养生保健有很大的区别。医疗是以病为中心，病同，则治疗原则基本一致；养生是以人为中心的，人不同，养生的原则方法就不同。所以，如何寻找到一个最适合自己的养生保健方案，是养生的难点和重点所在。养生保健，是一个需要养生者自我研究的学问，所以，我经常说这句话：养生靠自己。

《辨体质　话健康》最大的特色是教人如何辨体质而养生，除了介绍了目前中医界通行的九种体质的识别方法外，还详细介绍了一些常见病多发病易患人群的养生保健要点和方法，非常切合我国百姓生活实际。而且，全书图文并茂,文字通俗,可读性较强。社区居民有了它,就等于为自己和家人请回一位免费的健康顾问;饭后茶余休闲阅览它,即可知晓中医辨体质养生的知识,可以说,这本小册子是帮助人们研究自我保健的一本参考书。

这本书是常州市钟楼区几位在社区卫生服务机构从事中医药临床工作的专业人员编写的,书中内容有国内外养生保健方面的最新理论,也有他们的临床经验和指导"治未病"的心得,但都突出"治未病"的理念。古人说,上工治未病,中工治已病,就是说,最好的医生是教人预防疾病,是早期干预疾病和及时治疗疾病。这个理念是非常正确的,在当今的我国,还需要不断地宣传这个理念,要让科学养生的思想方法深入人心,要大力促使重治疗轻预防、重临床轻保健观念的尽快转变。非常感谢钟楼区卫生局的领导积极支持这本书的编写出版工作,你们做了一件利国利民也利医的实事!乐为之序。

南京中医药大学教授　黄　煌
2014 年 4 月 28 日

目 录

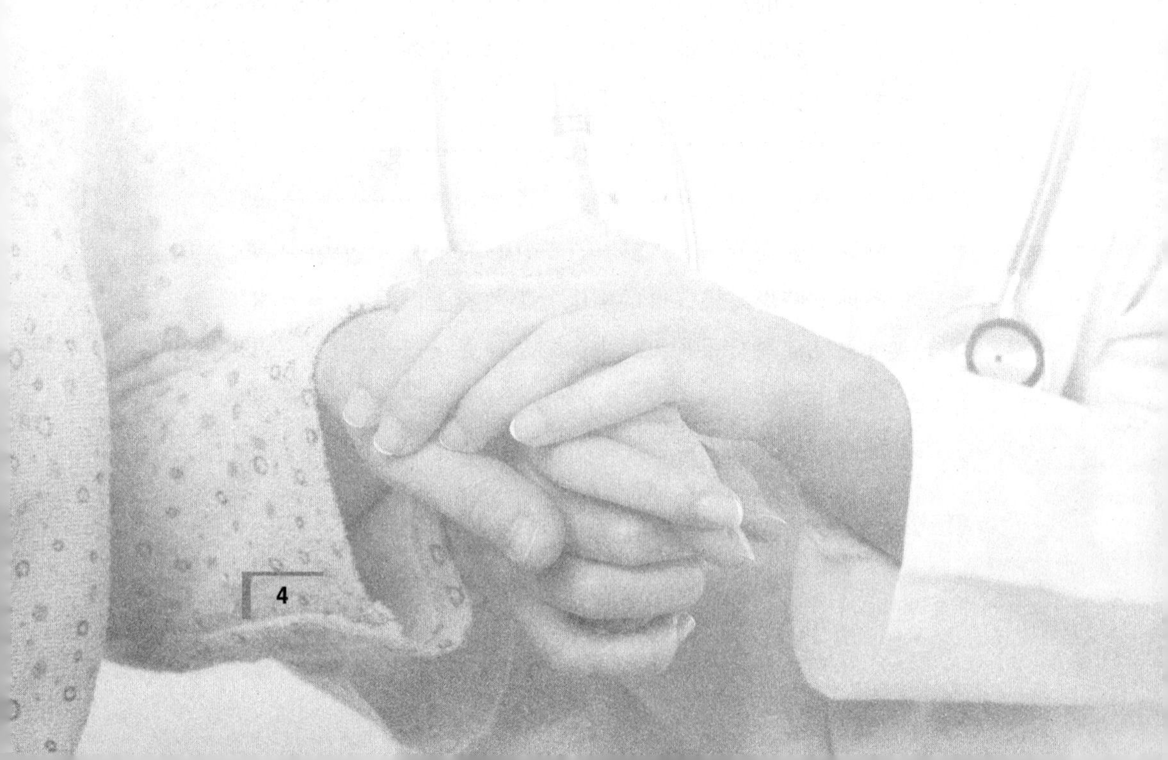

第一章　中医养生概论

生、老、病、死是生命发展的必然规律。医学的任务就是认识疾病的发展规律,据此确立正确的养生与防治原则,控制并减少疾病,保障人们身体健康和长寿。中医学在长期的发展过程中,形成了一整套比较完整的养生及防治理论,至今仍有重要的指导意义。

养生(古称"摄生"、"道生"、"保生"等),即调摄保养自身生命之意,是为了实现保健强身、预防疾病、延缓衰老的目的而进行的各种保健活动的总称。

中医养生学是在中医理论指导下,研究中国传统的颐养心身、增强体质、预防疾病、延年益寿的理论和方法的学问,它历史悠久,源远流长,为中华民族的繁衍昌盛作出了杰出的贡献。

中医学认为,在未发病之前,防是矛盾的主要方面。故提出"不治已病治未病"(《素问·四气调神大论》)的光辉思想。但既病之后,倡导及早治疗,防止疾病的发展与转变,在具体方法上又要分清疾病的主要矛盾和次要矛盾,注意先后缓急,做到防治结合。

一、协调脏腑

五脏间的协调，即是通过相互依赖、相互制约、生克制化的关系来实现的。有生有制，则可保持一种动态平衡，以保证生理活动的顺利进行。

脏腑的生理，以"藏"、"泻"有序为其特点。五脏是以化生和贮藏精、神、气、血、津液为主要生理功能；六腑是以受盛和传化水谷、排泄糟粕为其生理功能。藏、泻得宜，机体才有充足的营养来源，以保证生命活动的正常进行。任何一个环节发生了故障，都会影响整体生命活动而发生疾病。

脏腑协同在生理上的重要意义决定了其在养生中的作用。从养生角度而言，协调脏腑是通过一系列养生手段和措施来实现的。协调的含义大致有二：一是强化脏腑的协同作用，增强机体新陈代谢的活力。二是纠偏，当脏腑间偶有失和，及时予以调整，以纠正其偏差。这两方面内容，作为养生的指导原则之一，贯彻在各种养生方法之中，如：四时养生中强调春养肝、夏养心、长夏养脾、秋养肺、冬养肾；精神养生中强调情志舒畅，避免五志过极伤害五脏；饮食养生中强调五味调和，不可过偏等等。这些都是遵循协调脏腑这一指导原则而具体实施的。又如：运动养生中的"六字诀"、"八段锦"、"五禽戏"等功法，也都是以增强脏腑功能为目的而组编的。所以说，协调脏腑是养生学的指导原则之一，应予以足够重视。

二、畅通经络

经络是气血运行的通道。只有经络通畅，气血才能川流不息地营运于全身。只有经络通畅，才能使脏腑相通、阴阳交贯、内外相通，从而养脏腑、生气血、布津液，传糟粕、御精神，以确保生命活动顺利进行，新陈代谢旺盛。所以说，经络以通为用，经络通畅与生命活动息息相关。一旦经络阻滞，则影响脏腑协调，气血运行也受到阻碍。因此，《素问·调经论》说："五脏之道，皆出于经隧，以行血气，血气不和，百病乃变化而生。"所以，畅通经络往往作为一条养生的指导原则，贯穿于各种养生方法之中。

畅通经络在养生方法中主要作用形式有二：一是活动筋骨，以求气血通畅。如：太极拳、五禽戏、八段锦、易筋经等，都是用动作达到所谓"动形以达郁"的锻炼目的。活动筋骨，则促使气血周流，经络畅通。气血脏腑调和，则身健而无病。二是开通任督二脉，营运大小周天。在气功导引法中，有开通任督二脉，营运大小周天之说，任脉起于胞中，循行于胸、腹部正中线，总任一身之阴脉，可调节阴经气血；督脉亦起于胞中，下出会阴，沿脊柱里面上行，循行于背部正中，总督一身之阳脉，可调节阳经气血。任、督二脉的相互沟通，可使阴经、阳经的气血周流，互相交贯，《奇经八脉考》中指出："任督二脉，此元气之所由生，真气之所由起。"因而，任督二脉相通，可促进真气的运行，协调阴阳经脉，增强新陈代谢的活力。由于任督二脉循行于胸腹、背，二脉相通，则气血运行如环周流，故在气功导引中称为"周天"，因其仅限于任督二脉，并非全身经脉，故称为"小周天"。在小周天开通的基础上，周身诸经脉皆开通，则称为"大周天"。所以谓之开通，是因为在气功、导引诸法中，要通过意守、调息，以促使气血周流，打通经脉。一旦大、小周天能够通畅营运，则阴阳协调、气血平和、脏腑得养，精充、气足、神旺，故身体健壮而不病。开通任督二脉，营运大小周天其养生健身作用都是以畅通经络为基础的，由此也可以看出，畅通经络这一养生原则的重要意义。

三、清静养神

在机体新陈代谢过程中，各种生理功能都需要神的调节。故神极易耗伤而受损。因而，养神就显得尤为重要。《素问·病机气宜保命集》中指出："神太用则劳，其藏在心，静以养之。"所谓"静以养之"，主要是指静神不思、养而不用，即便用神，也要防止用神太过而言。《素问·痹论》中说："静则神藏，躁则消亡"，也是这个意思。静则百虑不思，神不过用，身心的清流有助于神气的潜腔内守。反之，神气的过用、躁动往往容易耗伤，会使身体健康受到影响。所以，《素问·上古天真论》中说："精神内守，病安从来"，强调了清静养神的养生保健意义。

清静养神是以养神为目的，以清静为大法。只有清静，神气方可内守。清静养神原则的运用归纳起来，大要不外有三。一是以清静为本，无忧无虑，静神而不用，即所谓"恬淡虚无"之态，其气即可绵绵而生；二是少思少虑，用神而有度，不过分劳耗心神，使神不过用，即《类修要诀》所谓："少思虑以养其神"；三是常乐观，和喜怒，无邪念妄想，用神而不躁动，专一而不杂，可安神定气，即《内经》所谓:"以恬愉为务"。这些养生原则,在传统养生法中均有所体现。如:调摄精神诸法中的少私寡欲,情志调节;休逸养生中的养性恬情;气功、导引中的意守、调息、入静;四时养生中的顺四时而养五脏;起居养生中的慎起居、调睡眠等等,均有清静养神的内容。

四、节欲保精

由于精在生命活动中起着十分重要的作用,所以,要想使身体健康而无病,保持旺盛的生命力,养精则是十分重要的内容。《类经》明确指出:"善养生者,必保其精,精盈则气盛,气盛则神全,神全则身健,身健则病少,神气坚强,老而益壮,皆本乎精也。"保精的意义,于此可见。

保精的另一方面含义,还在于保养肾精,也即狭义的"精"。男女生殖之精,是人体先天生命之源泉,不宜过分泄漏,如果纵情泄欲,会使精液枯竭,真气耗散而致未老先衰。《千金要方·养性》中指出:"精竭则身惫。故欲不节则精耗,精耗则气衰,气衰则病至,病至则身危。"告诫人们宜保养肾精,这是关系到机体健康和生命安危的大事。足以说明,精不可耗伤,养精方可强身益寿,作为养生的指导原则,其意义也正在于此。

欲达到养精的目的,必须抓住两个关键环节。其一为节欲。所谓节欲,是指对于男女间性欲要有节制。自然,男女之欲是正常生理要求,欲不可绝,亦不能禁,但要注意适度,不使太过,做到既不绝对禁欲,也不纵欲过度,即是节欲的真正含义。节欲可防止阴精的过分泄漏，保持精盈充盛，有利于身心健康。在中医养生法中，如房事保健、气功、导引等，均有节欲保精的具体措施，也即是这一养生原则的具体体现。其二是保精，此指广义的精而言，精禀于先天，养于水谷而藏于五脏，若后天充盛，五脏安和，则精自然得养，故保精即是通过养五脏以不使其过伤，调情志以不使其过极，忌劳伤以不使其过耗，来达到养精保精的目的，也就是《素问·上古天真论》所说："志闲而少欲，心安而不惧，形劳而不倦。"避免精气伤耗，即可保精。在传统养生法中，调摄情志、四时养生、起居养生等诸法中均贯彻了这一养生原则。

五、调息养气

养气主要从两方面入手，一是保养元气，二是调畅气机。元气充足，则生命有活力，气机通畅，则机体健康。

保养正气，首先是顺四时、慎起居，如果人体能顺应四时变化，则可使阳气得到保护，不致耗伤。即《素问·生气通天论》所说："苍天之气，清静则志意治，顺之则阳气固，虽有贼邪，弗能害也。此因时之序。"故四时养生、起居保健诸法，均以保养元气为主。

保养正气，多以培补后天、固护先天为基点，饮食营养以培补后天脾胃，使水谷精微充盛，以供养气。而节欲固精，避免劳伤，则是固护先天元气的方法措施。先天、后天充足，则正气得养，这是保养正气的又一方面。

此外，调情志可以避免正气耗伤，省言语可使气不过散，都是保养正气的措施。

至于调畅气机，则多以调息为主。《类经·摄生类》指出："善养生者导息，此言养气当从呼吸也。"呼吸吐纳，可调理气息，畅通气机，宗气宣发，营卫周流，可促使气血流通，经脉通畅。故古有吐纳、胎息、气功诸法，重调息以养气。在调息的基础上，还有导引、按蹻、健身术以及针灸诸法。都是通过不同的方法，活动筋骨、激发经气、畅通经络，以促进气血周流，达到增强真气运行的作用，以旺盛新陈代谢活力。足以看出，在诸多养生方法中，都将养气作为一条基本原则之一，而具体予以实施，足见养气的重要。

六、综合调养

人是一个统一的有机体，无论哪一个环节发生了障碍，都会影响整体生命活动的正常进行。所以，养生必须从整体全局着眼，注意到生命活动的各个环节，全面考虑，综合调养。

综合调养的内容，不外着眼于人与自然的关系，以及脏腑、经络、精神情志、气血等方面，具体说来，大致有：顺四时、慎起居、调饮食、戒色欲、调情志、动形体，以及针灸、推拿按摩、药物养生等诸方面内容。恰如李梴在《医学入门·保养说》中指出的："避风寒以保其皮肤、六腑"，"节劳逸以保其筋骨五脏"，"戒色欲以养精，正思虑以养神"，"薄滋味以养血，寡言语以养气"。避风寒就是顺四时以养生，使机体内外功能协调；节劳逸就是指慎起居、防劳伤以养生，使脏腑协调；戒色欲、正思虑、薄滋味等，是指精、气、神的保养；动形体、针灸、推拿按摩，是调节经络、脏腑、气血，以使经络通畅、气血周流，脏腑协调；药物保健则以药物为辅助作用，强壮身体、益寿延年。从上述各个不同方面，对机体进行全面调理保养，使机体内外协调，适应自然变化，增强抗病能力，避免出现失调、偏颇，达到人与自然、体内脏腑气血阴阳的平衡统一，便是综合调养。

综合调养作为养生的指导原则之一，主要是告诫人们养生要有整体观念。其要点大致如下，在具体运用时要注意以下几点：

（一）养宜适度

养生能使人增进健康，益寿延年。但在实际调养过程中，也要适度。无论哪种养生方法，适度是一个十分重要的问题。所谓适度，就是要恰到好处。简言之，就是养不可太过，也不可不及。过分注意保养，则会瞻前顾后，不知所措。稍劳则怕耗气伤神；稍有寒暑之变，便闭门不出；以为食养可益寿，便强食肥鲜；恐惧肥甘厚腻，而节食少餐。如此等等，虽然意求养生，但自己却因养之太过而受到约束，这也不敢，那也不行，不仅于健康无益，反而有害。所以，养生应该适度，按照生命活动的规律，做到合其常度，才能真正达到"尽终其天年"的目的。

（二）养勿过偏

综合调养亦应注意不要过偏。过偏大致有两种情况，一种情况是认为"补"即是养。于是，饮食则强调营养，食必进补；起居则强调安逸，以静养为第一；为求得益寿延年，还以补益药物为辅助。当然，食补、药补、静养都是养生的有效措施，但用之过偏而忽略了其他方面，则也会影响健康。食补太过则营养过剩，药补太过则会发生阴阳偏盛，过分静养、只逸不劳则动静失调，这些都会使机体新陈代谢产生失调。另一种情况是认为"生命在于运动"，只强调"动则不衰"，而使机体超负荷运动，消耗大于供给，忽略了动静结合、劳逸适度，同样会使新陈代谢失调，虽然主观愿望是想养生益寿,但结果往往是事与愿违。所以,综合调养主张动静结合、劳逸结合、补泻结合、形神共养,要从机体全身着眼,进行调养,不可失之过偏,过偏则失去了养生的意义,虽有益寿延年的愿望,也很难达到预期的目的,不仅无益,反而有害。

(三)审因施养

综合调养在强调全面、协调、适度的同时,也强调养宜有针对性。所谓审因施养,就是指要根据实际情况,具体问题,具体分析,不可一概而论。一般说来,可因人、因时、因地不同而分别施养。不能千人一面,统而论之。

七、持之以恒

恒,就是持久,经常之意。养生保健不仅要方法合适,而且要经常坚持不懈地努力,才能不断改善体质。只有持之以恒地进行调摄,才能达到目的。其大要有以下三点:

(一)养生贯穿一生

在人的一生中,各种因素都会影响最终寿限,因此,养生必须贯穿人生的自始至终。中国古代养生家非常重视整体养生法。金元时期著名医家刘完素提出人一生"养、治、保、延"的摄生思想。明代张景岳特别强调胎孕养生保健和中年调理的重要性。张氏在《类经》中指出:"凡寡欲而得之男女,贵而寿,多欲而得之男女,浊而夭。"告诫为人父母者生命出生之前常为一生寿夭强弱的决定性时期,应当高度重视节欲节饮,以保全精血,造福后代。刘完素在《素问·病机气宜保命集》中指出:"人欲抗御早衰,尽终天年,应从小入手,苟能注重摄养,可收防微杜渐之功。"根据少年的生理特点,刘氏提出"其治之之道,节饮食,适寒暑,宜防微杜渐,用养性之药,以全其真。"张景岳主张小儿多要补肾,通过后天作用补先天不足。保全真元对中年健壮,有重要意义。人的成年时期是一生中的兴旺阶段,据此特点,刘完素认为:"其治之之道,辨八邪,分劳佚,宜治病之药,当减其毒,以全其真。"这种"减毒"预防伤正思想,对于抗御早衰具有重要作用。张景岳更强调指出:"人于中年左右,当大为修理一番,则再振根基,尚余强半。"通过中年的调理修整,为进入老年期做好准备。人到老年,生理功能开始衰退。故刘完素指出:"其治之之道顺神养精,调腑和脏,行内恤外护",旨在内养精、气、神,外避六淫之邪,保其正气,济其衰弱。对于高龄之人,可视其阴阳气血之虚实,有针对性地采取保健措施。刘完素指出:"其治之之道,餐精华,处奥庭,燮理阴阳,周流和气,宜延年之药,以全其真。"(《素问·病机气宜保命集》)。根据高年之生理特点,适当锻炼,辅以药养和食养,有益于延年益寿。古人的这种整体养生思想比较符合现代对人体生命和养生的认识。

(二)练功贵在精专

中医养生保健的方法很多,要根据自己各方面的情况,合理选择。选定之后,就要专一、精练,切忌见异思迁,朝秦暮楚。因为每一种功法都有自身的规律,专一精练能强化生命运动的节律,提高生命运动的有序化程度。如果同时练几种功法,对每一种功法都学不深远,则起不到健身作用,而且各种功法的规律不完全相同,互有干扰,会影响生命活动的有序化,身体健康水平不可能提高。

古人云,药无贵贱,中病者良;法无优劣,契机者妙。练功要想有益健康,就得遵循各种功法的自身规律,循序渐进,坚持不懈,专

10

心致志去练,不可急于求成,练得过多过猛。只要树立正确态度,做到"三心",即信心、专心、恒心,掌握正确的方法,勤学苦练,细心体会,一定能取得强身健身的效果。

(三)养生重在生活化

提倡养生生活化,就是要积极主动地把养生方法融会在日常生活的各个方面。因为作、息、坐、卧、衣、食、住、行等等,必须符合人体生理特点、自然和社会的规律,才能给我们的工作、学习和健康带来更多的益处。总之,养生是人类之需、社会之需,日常生活中处处都可以养生,只要把养生保健的思想深深扎根生活之中,掌握健身方法,就可做到防病健身,祛病延年,提高健康水平。

随着人们生活条件的好转,人们越来越注重生活的质量,因此中医养生越来越火热。其实中医养生的本质是要做到顺应自然,达到天人相应的境界。

中医认为,人生活于自然环境中,外在的环境时刻都给人以影响,人必须根据自然界的阴阳消长、寒暑往来等变化,主动地与之相适应,避免和消除它对人体的不良刺激,才能不生疾病,保持健康,延年益寿。人体与自然的这种同步变化,古人称为"天人相应"。正如《素问·四气调神大论》云,"阴阳四时者,万物之始终也,死生之本也。逆之则灾害生,从之则苛疾不起"。"四气调神",顾名思义,就是说要根据一年四时之气的不同特性来适时调整人的活动和意志,其核心内容是强调一个"从"字,即强调人的生活起居和精神意志活动要顺应四时之气,使人体之气与自然四时之气保持一致和协调,使生命活动在自然界的轨道和程序中运行,从而达到保护精气、养护生命的目的。其中"春夏养阳,秋冬养阴"是中医顺时养生的主要原则。

顺应自然、"天人相应"具体的养生方法表现在：

◎ **精神意志：春夏宜多思秋冬宜安神**

春夏季要"生而勿杀"、"予而勿夺"、"赏而勿罚"、"若所爱在外"，即春夏之季宜多思、多动、精神外向，意气舒展，对周围的事物兴趣浓厚。秋冬二季宜"收敛神气"、"无外其志"、"使志若伏若匿，若有私意"，即此二季应神志安宁，多静少动，对周围的事物兴趣淡漠，特忌妄思乱动。也就是一年四季精神意志要如少年、青年、中年、暮年状。

◎ **起居：睡眠时间应随季节改变**

春季要晚睡早起，散开头发，松缓衣带，从容不迫地散步，使气机舒畅，与春天生发之气相应。夏季宜晚睡早起，不要贪图凉爽而厌恶日光，使体内的阳气温煦荡漾，以适应"夏长之气"。秋天宜早卧早起，"与鸡俱兴"，因秋气肃杀，应避之以免伤害人体生气，以适应"秋收之气"。冬天要早卧晚起，必待日光。因冬季严寒，应保持体温，以免影响体内阳气的闭藏，以应"冬藏之气"。

◎ **饮食：春食凉、夏食寒、秋食温、冬食热**

中医云，春食凉、夏食寒，以养其阳；秋食温、冬食热，以养其阴。一年四季，五味各有所宜。春三月勿过食酸味，否则易伤脾胃，应减酸增甘以养脾气，宜常食新韭。夏三月勿过食苦味，过则易伤肺气，应减苦增辛以养肺气。秋之三月勿多食辛味，过辛则易伤肝气，应减辛增酸以养肝气。冬三月勿多食咸味，过则易伤心气，应减咸增苦以养心气。

第二章　中医体质辨识

一、体质的概念

　　体质是由先天遗传和后天获得所形成的。个体体质的不同，会表现出对某些致病因子的易感性和疾病发展的倾向性不同。所以，对体质的研究有助于分析疾病的发生和演变，为诊断和治疗疾病提供依据。

　　中医学在几千年的发展过程中，积累了丰富的医学体质学的知识。早在《内经》中，对体质的形成、分类以及体质与病机、诊断、治疗、预防的关系就有极为详细的论述。其后，历代医家又进一步丰富和发展了《内经》关于发生体质学、年龄体质学、性别体质学、病理体质学及治疗体质学的理论，形成了中医学的体质学说，并对养生防病和辨证论治起着重要的指导作用。

二、体质偏颇是常见现象

　　根据北京中医药大学王琦教授的体质九分法，将人的体质类

13

型分为平和质、阳虚质、阴虚质、气虚质、痰湿质、湿热质、气郁质、瘀血质和特禀质,并且发现现代人排前三的中医体质分别是气虚质、阳虚质、湿热质。

在一项体质调查研究中,根据判别分析结果进行中医 9 种基本体质类型的分布情况分析,最健康的平和质占 19.14％;8 种偏颇体质占 80.86％,居于前 3 位的偏颇体质类型是:气虚质、阳虚质、湿热质,分别占 17.42％、12.51％和 10.04％。值得注意的是兼夹体质(兼有两种或以上中医体质)占 9.4％,排第四位。

三、中医自古注重体质辨识

体质是一个古老的名词,东西方关于体质的学说都可以追溯到远古时代。在西方,公元前 400 多年前,希波克拉底按体型与体力特征把人体分为弱型、强型、肥胖型与湿润型。在中国关于人体体质的学说也可以从 2000 多年前的《黄帝内经》中找到系统的阐述。

四、体质变化决定健康变化

我们注意到,在同样的环境和条件下,猝然遇到外邪,有的人生病,有的人则不生病,这是为什么呢?《黄帝内经》认为,这种现象与体质的强弱有关。体质对疾病发生的根本影响有两个方面,一是影响到疾病是否发生，二是影响到所发生疾病的性质（证候）。

一般地说，体质强健的人是不易发生疾病的。但是，这种"强健"总是相对的。因为真正完美无缺的体质几乎是不存在的，也就是说，人群中的个体将因其体质类型的不同，在各自特定条件下发病。

不同的个体，虽然感受同一病邪，也可能发生不同性质的疾病，这也是由体质类型所决定的。名医章虚谷在《外感温热篇》注中说：不管感受何种病邪，都有一个随着体质偏颇的性质而转化的趋向。这样一来，体质的因素实际上就成了诱导证候形成的主导因素。

从一般意义上说，疾病的发展有向好和向坏两种不同倾向，也是由体质因素所决定的。体质相对较强者，正气能够胜邪，疾病将逐步好转痊愈；体质相对较弱者，正气不能胜邪，邪气若乘势深入，疾病将变得复杂难疗，预后不佳。也就是说，在疾病的走向上，体质牵着疾病的鼻子走路。

每个人的体质都具有相对的稳定性，但是也具有一定范围内的动态可变性、可调性。正因为体质的相对可变、可调性，才使体质养生具有很好的实用价值，通过调养，可以使体质向好的方面转化。

体质养生就是顺应体质的稳定性，优化体质的特点，改善体质不好的变化和明显的偏颇。体质决定了我们的健康，决定了我们对于某些疾病的易感性，也决定了得病之后的反应形式以及治疗效果和预后转归，所以体质对我们每个人来说都非常重要。

五、九种体质分类

体质养生专家王琦所领导的北京中医药大学中医体质课题组历经 30 余年研究,通过对 21 948 例流行病学调查得出结论:中国人可分为 9 种基本体质类型,即平和质、气虚质、阳虚质、阴虚质、痰湿质、湿热质、血瘀质、气郁质和特禀质。

六、九种体质具体表现

中华中医药学会 2009 年 4 月 9 日正式发布了《中医体质分类与判定》标准,该标准是我国第一部指导和规范中医体质研究及应用的文件,旨在为体质辨识及与中医体质相关疾病的防治、养生保健、健康管理提供依据,使体质分类科学化、规范化。根据标准,9种体质进行如下区分:

（一）平和质（A 型）

总体特征: 阴阳气血调和,以体态适中、面色红润、精力充沛等为主要特征。

形体特征: 体形匀称健壮。

常见表现: 面色、肤色润泽,头发稠密有光泽,目光有神,鼻色明润,嗅觉通利,唇色红润,不易疲劳,精力充沛,耐受寒热,睡眠良好,胃纳佳,二便正常,舌色淡红,苔薄白,脉和缓有力。

心理特征: 性格随和开朗。

发病倾向: 平素患病较少。

对外界环境适应能力: 对自然环境和社会环境适应能力较强。

（二）气虚质（B型）

总体特征：元气不足，以疲乏、气短、自汗等气虚表现为主要特征。

形体特征：肌肉松软不实。

常见表现：平素语音低弱，气短懒言，容易疲乏，精神不振，易出汗，舌淡红，舌边有齿痕，脉弱。

心理特征：性格内向，不喜冒险。

发病倾向：易患感冒、内脏下垂等病；病后康复缓慢。

对外界环境适应能力：不耐受风、寒、暑、湿邪。

（三）阳虚质（C型）

总体特征：阳气不足，以畏寒怕冷、手足不温等虚寒表现为主要特征。

形体特征：肌肉松软不实。

常见表现：平素畏冷，手足不温，喜热饮食，精神不振，舌淡胖嫩，脉沉迟。

心理特征：性格多沉静、内向。

发病倾向：易患痰饮、肿胀、泄泻等病；感邪易从寒化。

对外界环境适应能力：耐夏不耐冬；易感风、寒、湿邪。

（四）阴虚质（D型）

总体特征：阴液亏少，以口燥咽干、手足心热等虚热表现为主要特征。

形体特征：体形偏瘦。

常见表现：手足心热，口燥咽干，鼻微干，喜冷饮，大便干燥，舌红少津，脉细数。

心理特征：性情急躁，外向好动，活泼。

发病倾向:易患虚劳、失精、不寐等病;感邪易从热化。

对外界环境适应能力:耐冬不耐夏;不耐受暑、热、燥邪。

(五)痰湿质(E型)

总体特征:痰湿凝聚,以形体肥胖、腹部肥满、口黏苔腻等痰湿表现为主要特征。

形体特征:体形肥胖,腹部肥满松软。

常见表现:面部皮肤油脂较多,多汗且黏,胸闷,痰多,口黏腻或甜,喜食肥甘甜黏,苔腻,脉滑。

心理特征:性格偏温和、稳重,多善于忍耐。

发病倾向:易患糖尿病、中风、胸痹等病。

对外界环境适应能力:对梅雨季节及湿重环境适应能力差。

(六)湿热质(F型)

总体特征:湿热内蕴,以面垢油光、口苦、苔黄腻等湿热表现为主要特征。

形体特征:形体中等或偏瘦。

常见表现:面垢油光,易生痤疮,口苦口干,身重困倦,大便黏滞不畅或燥结,小便短黄,男性易阴囊潮湿,女性易带下增多,舌质偏红,苔黄腻,脉滑数。

心理特征:容易心烦急躁。

发病倾向:易患疮疖、黄疸、热淋等病。

对外界环境适应能力:对夏末秋初湿热气候,湿重或气温偏高环境较难适应。

(七)血瘀质(G型)

总体特征:血行不畅,以肤色晦暗、舌质紫黯等血瘀表现为主要特征。

形体特征:胖瘦均见。

常见表现:肤色晦暗,色素沉着,容易出现瘀斑,口唇黯淡,舌黯或有瘀点,舌下络脉紫黯或增粗,脉涩。

心理特征:易烦,健忘。

发病倾向:易患癥瘕及痛证、血证等。

对外界环境适应能力:不耐受寒邪。

(八) 气郁质(H型)

总体特征:气机郁滞,以神情抑郁、忧虑脆弱等气郁表现为主要特征。

形体特征:形体瘦者为多。

常见表现:神情抑郁,情感脆弱,烦闷不乐,舌淡红,苔薄白,脉弦。

心理特征:性格内向不稳定、敏感多虑。

发病倾向:易患脏燥、梅核气、百合病及郁证等。

对外界环境适应能力:对精神刺激适应能力较差;不适应阴雨天气。

(九) 特禀质(I型)

总体特征:先天失常,以生理缺陷、过敏反应等为主要特征。

形体特征:过敏体质者一般无特殊;先天禀赋异常者或有畸形,或有生理缺陷。

常见表现:过敏体质者常见哮喘、风团、咽痒、鼻塞、喷嚏等;患遗传性疾病者有垂直遗传、先天性、家族性特征;患胎传性疾病者具有母体影响胎儿个体生长发育及相关疾病特征。

心理特征:随禀质不同情况各异。

发病倾向:过敏体质者易患哮喘、荨麻疹、花粉症及药物过敏等;遗传性疾病如血友病、先天愚型等;胎传性疾病如五迟(立迟、行迟、发迟、齿迟和语迟)、五软(头软、项软、手足软、肌肉软、口软)、解颅、胎惊等。

对外界环境适应能力:适应能力差,如过敏体质者对易致过敏季节适应能力差,易引发宿疾。

具体对体质分类的判定,可以使用表 2.1 体质判定标准表,每一问题按 5 级评分,计算得分,依标准判定体质类型。

表 2.1 体质判定标准表

体质类型及对应条目	条件	判定结果
气虚质 (2)(3)(4)(14) 阳虚质 (11)(12)(13)(29) 阴虚质 (10)(21)(26)(31) 痰湿质 (9)(16)(28)(32) 湿热质 (23)(25)(27)(30) 血瘀质 (19)(22)(24)(33) 气郁质 (5)(6)(7)(8) 特禀质 (15)(17)(18)(20)	各条目得分相加≥11 分	是
	各条目得分相加 9~10 分	倾向是
	各条目得分相加≤8 分	否
平和质 (1)(2)(4)(5)(13) (其中,(2)(4)(5)(13)需转化计分,即 1→5,2→4,3→3,4→2,5→1)	各条目得分相加≥17 分,同时其他 8 种体质得分都<8 分	是
	各条目得分相加≥17 分,同时其他 8 种体质得分都<10 分	基本是
	不满足上述条件者	否

续表 2.1

请根据近一年的体验和感觉，回答以下问题。	没有（根本不/从来没有）	很少（有一点）	有时（有些/少数时间）	经常（相当/多数时间）	总是（非常/每天）
(1) 您精力充沛吗？（指精神头足，乐于做事）	1	2	3	4	5
(2) 您容易疲乏吗？（指体力如何，是否精微活动一下或做一点家务劳动就感到累）	1	2	3	4	5
(3) 您容易气短，呼吸短促，接不上气吗？	1	2	3	4	5
(4) 您说话声音低弱无力吗？（指说话没有力气）	1	2	3	4	5
(5) 您感到闷闷不乐，情绪低沉吗？（指心情不愉快，精神低落）	1	2	3	4	5
(6) 您容易精神紧张，焦虑不安吗？（指遇事是否精神紧张）	1	2	3	4	5
(7) 您因为生活状态改变而感到孤独、失落吗？	1	2	3	4	5
(8) 您容易感到害怕或受到惊吓吗？	1	2	3	4	5
(9) 您感到身体超重不轻松吗？（感觉身体沉重）[BMI指数=体重(kg)/身高^2(m)]	1 (BMI<24)	2 (24≤BMI<25)	3 (25≤BMI<26)	4 (26≤BMI<28)	5 (BMI≥28)

续表 2.1

请根据最近一年的体验和感觉,回答以下问题	没有(根本不/从来没有)	很少(有一点/偶尔)	有时(有些/少数时间)	经常(相当多/多数时间)	总是(非常/每天)
(10) 您眼睛干涩吗?	1	2	3	4	5
(11) 您手脚发凉吗?(不包含因周围温度低或穿的少导致的手脚发凉)	1	2	3	4	5
(12) 您胃脘部、背部或腰膝部怕冷吗?(指上腹部、背部、腰部或膝关节等,有一处或多处怕冷)	1	2	3	4	5
(13) 您比一般人耐受不了寒冷吗?(指比别人容易怕冷,怕风,夏天的冷空调、电扇等)	1	2	3	4	5
(14) 您容易患感冒吗?(指每年感冒的次数)	1 一年<2次	2 一年感冒2~4次	3 一年感冒5~6次	4 一年8次以上	5 几乎每月都感冒
(15) 您没有感冒时也会鼻塞、流鼻涕吗?	1	2	3	4	5
(16) 您有口粘口腻,或睡眠打鼾吗?	1	2	3	4	5

续表 2.1

请根据最近一年的体验和感觉，回答以下问题。	没有（根本不/从来没有）	很少（有一点点/偶尔）	有时（有些/少数时间）	经常（相当多/多数时间）	总是（非常/每天）
(17) 您容易过敏（对药物、食物、气味、花粉或在季节交替、气候变化时）吗？	1 从来没有	2 一年1、2次	3 一年3、4次	4 一年5、6次	5 每次遇到上述原因都过敏
(18) 您的皮肤容易起荨麻疹吗？（包括风团、风疹块、风疙瘩）	1	2	3	4	5
(19) 您的皮肤在不知不觉中会出现青紫瘀斑、皮下出血吗？（指皮肤在没有外伤的情况下出现青紫一块的情况）	1	2	3	4	5
(20) 您的皮肤一抓就红，并出现抓痕吗？（指被指甲或钝物划过后皮肤的反应）	1	2	3	4	5
(21) 您皮肤或口唇干吗？	1	2	3	4	5
(22) 您有肢体麻木或固定部位疼痛的感觉吗？	1	2	3	4	5
(23) 您面部或鼻部有油腻感或者油亮发光吗？（指脸上或鼻子）	1	2	3	4	5

续表 2.1

请根据近一年的体验和感觉，回答以下问题。	没有（根本不/从来没有）	很少（有一点/偶尔）	有时（有些/少数时间）	经常（相当多数时间）	总是（非常/每天）
(24) 您面色或目眶晦黯，或出现褐色斑块/斑点吗？	1	2	3	4	5
(25) 您有皮肤湿疹、疮疖吗？	1	2	3	4	5
(26) 您感到口干咽燥、总想喝水吗？	1	2	3	4	5
(27) 您感到口苦或口里有异味吗？（指口苦或口臭）	1	2	3	4	5
(28) 您腹部肥大吗？（指腹部脂肪肥厚）	1（腹围<80 cm，相当于2.4尺）	2（腹围80~85 cm，2.4~2.55尺）	3（腹围86~90 cm，2.56~2.7尺）	4（腹围91~105 cm，2.71~3.15尺）	5（腹围>105 cm 或3.15尺）
(29) 您吃(喝)凉的东西会感到不舒服吗？或者吃(喝)凉的东西，或吃了凉的食物后会不舒服（指不喜欢凉的食物，或吃了凉的食物后会不舒服）	1	2	3	4	5
(30) 您有大便黏滞不爽、解不尽的感觉吗？（大便容易粘在马桶或便坑壁上）	1	2	3	4	5

续表 2.1

请根据近一年的体验和感觉，回答以下问题。	没有（根本不/从来没有）	很少（有一点/偶尔）	有时（有些/少数时间）	经常（相当/多数时间）	总是（非常/每天）
(31) 您容易大便干燥吗？	1	2	3	4	5
(32) 您舌苔厚腻或有舌苔厚厚的感觉吗？（如果自我感觉不清楚可由调查员观察后填写）	1	2	3	4	5
(33) 您舌下静脉瘀紫或增粗吗？（可由调查员辅助观察后填写）	1	2	3	4	5

体质类型	气虚质	阳虚质	阴虚质	痰湿质	湿热质	血瘀质	气郁质	特禀质	平和质
体质辨识	1. 得分___ 2. 是 3. 倾向是	1. 得分___ 2. 是 3. 倾向是	1. 得分___ 2. 是 3. 倾向是	1. 得分___ 2. 是 3. 倾向是	1. 得分___ 2. 是 3. 倾向是	1. 得分___ 2. 是 3. 倾向是	1. 得分___ 2. 是 3. 倾向是	1. 得分___ 2. 是 3. 倾向是	1. 得分___ 2. 是 3. 基本是
中医药保健指导	1. 情志调摄 2. 饮食调养 3. 起居保健 4. 运动保健 5. 穴位保健 6. 其他：___	1. 情志调摄 2. 饮食调养 3. 起居保健 4. 运动保健 5. 穴位保健 6. 其他：___	1. 情志调摄 2. 饮食调养 3. 起居保健 4. 运动保健 5. 穴位保健 6. 其他：___	1. 情志调摄 2. 饮食调养 3. 起居保健 4. 运动保健 5. 穴位保健 6. 其他：___	1. 情志调摄 2. 饮食调养 3. 起居保健 4. 运动保健 5. 穴位保健 6. 其他：___	1. 情志调摄 2. 饮食调养 3. 起居保健 4. 运动保健 5. 穴位保健 6. 其他：___	1. 情志调摄 2. 饮食调养 3. 起居保健 4. 运动保健 5. 穴位保健 6. 其他：___	1. 情志调摄 2. 饮食调养 3. 起居保健 4. 运动保健 5. 穴位保健 6. 其他：___	1. 情志调摄 2. 饮食调养 3. 起居保健 4. 运动保健 5. 穴位保健 6. 其他：___

第三章 常见多发病的体质养生

第一节 感冒易患人群中医养生保健

一、感冒的易患人群

感冒易患人群一般指体质虚弱及具有慢性肺部疾患史引起感冒的人群，缺乏运动、长期吸烟、精神压力过大的人群，及婴幼儿、孕产妇等。其常见发病诱因有：情绪紧张、过度劳累、大量饮酒、熬夜、受寒、失眠等。以下为感冒的好发人群：

（1）体质虚弱者。

（2）免疫功能低下或长期应用免疫抑制剂者。

（3）进行放疗、化疗期间的肿瘤患者。

（4）患有慢性肺部疾患等慢性病患者。

（5）正常人群的老年人，婴幼儿和孕产妇。

（6）情绪紧张、过度劳累、大量饮酒、熬夜、受寒、失眠等人群。

二、感冒易患人群的中医分类及养生保健

（一）中医分类及相关养生保健

1. 气虚质

体征表现：自身感觉神疲乏力，气短懒言，易出汗，或有头晕目眩，动则诸症加重，舌质淡嫩，苔白，脉虚。

药膳调补：适量吃粳米、牛羊肉等甘温之品；大枣、葡萄等水果；可人参、黄芪、桂圆泡水当茶饮；宜食山药、花生等。

黄芪童子鸡：取童子鸡 1 只洗净，用纱布袋包好生黄芪 9 克，取一根细线，一端扎紧纱布袋口，置于锅内，另一端则绑在锅柄上。在锅中加姜、葱及适量水煮汤，待童子鸡煮熟后，拿出黄芪包。加入盐、黄酒调味，即可食用。

山药粥：将山药 30 克和粳米 180 克一起入锅加清水适量煮粥，煮熟即成。此粥可在每日晚饭时食用。

足浴保健：党参、黄芪等补气药物煎水足浴。

中医预防保健可采用：①按揉气海（见穴位附图 4）、关元（见穴位附图 4）、肺俞（见穴位附图 3）、肾俞（见穴位附图 3）；②艾灸气海穴、关元穴、神阙穴（见穴位附图 4）可大补元气，神阙穴可隔盐灸。

2. 血虚质

体征表现：自身感觉时有心慌，多梦，神疲，手足发麻，或见眼花、两目干涩，面色淡白或萎黄，眼睑、口唇、爪甲颜色淡白，舌淡，脉细无力。

药膳调补：适量吃富含蛋白质和富含铜、铁元素的食物，如

动物内脏类、鱼类、奶类、蛋类、豆类以及含铁多的蔬菜水果等；适量服用桂圆、大枣、莲子、桑葚等；可用当归、黄芪泡水喝。

阿胶瘦肉汤：瘦猪肉 100 g，阿胶 12 g，先将瘦猪肉放砂锅内，加水适量，用文火煮熟后加入阿胶炖化，调味饮汤食用，两天 1 次，连服用 1 至 2 周。

足浴保健：当归、熟地黄、白芍、何首乌、黄芪、鸡血藤等药物煎水足浴。

中医预防保健可采用：按揉肝俞（见穴位附图 3）、脾俞（见穴位附图 3）、肾俞、足三里（见穴位附图 9）、三阴交（见穴位附图 12）、气海、关元、神阙等穴，起到生气补血作用。

3. 阳虚质

体征表现：自身感觉怕冷，四肢发凉，口淡不渴或喜热饮，大便稀薄，舌淡胖，苔白滑，脉沉迟无力。

药膳调补：适量吃羊肉、牛肉等温补肉类；生姜、韭菜、大葱、蒜等温性蔬菜；也可以在做菜时适当放入肉桂、花椒、八角茴香、小茴香等热性佐料；适宜饮红茶、普洱茶、黄芪茶等。忌食生冷。

当归生姜羊肉汤：当归 20 克，生姜 30 克，冲洗干净，用清水浸软，切片备用。羊肉 500 克剔去筋膜，放入开水锅中略烫，除去血水后捞出，切片备用。当归、生姜、羊肉放入。砂锅中，加清水、料酒、食盐，旺火烧沸后撇去浮沫，再改用小火炖至羊肉熟烂即成。

足浴保健：花椒煎水或温阳散寒药物煎水足浴（足部皮肤有损伤者或过敏者禁用），也可以在足浴后配合按摩涌泉穴（见穴位附图 14）。

中医预防保健可采用：①温灸关元、气海、足三里等穴位；②拔火罐等。

4. 阴虚质

体征表现：自身感觉口燥咽干，两颧发红，手脚心发热，心中烦躁，睡时出汗，醒来汗止，大便干结，舌红少津或少苔，脉细数。

药膳调补：宜清淡，远肥腻厚味、燥烈之品；可多吃些芝麻、糯米、蜂蜜、奶类、甘蔗、鱼类等清淡食物，对于葱、姜、蒜、韭、薤、椒等辛热味之品则应少吃。

蜂蜜蒸百合：将百合 120 克，蜂蜜 30 克，拌和均匀，蒸令其熟软。时含数片，后嚼食。

足浴保健：麦冬、熟地、玄参等滋阴药物煎水足浴，可在足浴后配合按摩涌泉穴。

中医预防保健可采用：按揉肺俞、心俞（见穴位附图 3）、肝俞、肾俞、阴陵泉（见穴位附图 12）、三阴交、太溪（见穴位附图 13）等。

（二）预防通识

1. 避免喜、怒、忧、思、悲、恐、惊等过度情志刺激。

2. 顺应四季气候变化，调整生活起居，居室应保持通风卫生；春秋季节流感高发时尽量不到人聚集的场所。

3. 体质差或多病缠身病人应保持充足的蛋白质、维生素饮食。保证充足的睡眠和规律的生活起居。

4. 依个人情况坚持适当锻炼。

5. 遵医嘱按时服药，控制基础病病情发展。

6. 若出现发热、咳嗽、喷嚏等症状时应及时到医院就诊。

第二节　慢性支气管炎易患人群
中医养生保健

一、慢性支气管炎的易患人群

　　慢性支气管炎是由于感染或非感染因素引起气管、支气管黏膜及其周围组织的慢性非特异性炎症。其病理特点是支气管腺体增生、黏液分泌增多。临床出现有连续两年以上，每年持续三个月以上的咳嗽、咳痰或气喘等症状。早期症状轻微，多在冬季发作，春暖后缓解；晚期炎症加重，症状长年存在，不分季节。疾病进展又可并发阻塞性肺气肿、肺源性心脏病，严重影响健康。近年来，通过各国医学工作者的共同研究认为，慢性支气管炎的发病与大气污染、吸烟、感染、过敏因素、气候、营养等因素有关。易患慢性支气管炎的人群有：

　　（1）长期大量吸烟者。

　　（2）某些厂矿的从业人员。

　　（3）体质衰弱、抵抗力低下者。

　　（4）生活在我国北方地区的人。

　　（5）贫困人群。

二、慢性支气管炎易患人群的中医分类及养生保健

（一）慢性支气管炎易感人群的中医分类

1. 气虚质

体征表现：平素语音低弱，气短懒言，容易疲乏，精神不振，易出汗，舌淡红，舌边有齿痕，脉弱。

2. 阳虚质

体征表现：平素畏冷，手足不温，喜热饮食，精神不振，舌淡胖嫩，脉沉迟。

3. 阴虚质

体征表现：手足心热，口燥咽干，鼻微干，喜冷饮，大便干燥，舌红少津，脉细数。

4. 痰湿质

体征表现：面部皮肤油脂较多，多汗且黏，胸闷，痰多，口黏腻或甜，喜食肥甘甜黏，苔腻，脉滑。

（二）慢性支气管炎相关养生保健技术

1. 针灸疗法

（1）体针：主穴肺俞、大杼（见穴位附图 3）、风门（见穴位附图 3）。痰多加丰隆（见穴位附图 9）、足三里、脾俞、胃俞（见穴位附图 3）；咳剧加列缺（见穴位附图 15）、尺泽（见穴位附图 15）；喘甚加天突（见穴位附图 4）、定喘（见穴位附图 19）。针灸并用，针刺平补平泻，留针 10～15 分钟，艾炷灸每穴 3～5 壮，每天 1 次。

（2）耳针：取肺、气管、神门。兼气喘加交感、肾上腺。毫针予中

等刺激,留针30～60分钟,每天或隔天1次。亦可用揿针留针2天,或用王不留行籽(或菜籽)压贴一侧耳穴,并嘱患者不时用手按压所贴穴位处以加强刺激,3天后除去,改贴另一侧耳穴,两耳交替应用。

2. 脐疗

是运用多种剂型(丸、散、膏、丹、糊等)的药物,对脐部施以敷、贴、填、撒、纳、蒸、涂、罨、熏、熨、灸等,以治疗疾病的一种常用中医外治法。长期的医疗实践证明,敷脐疗法简便易行,药价低廉,用药量小,经济方便,疗效可靠,适应证广,无不良反应。

3. 药膳食疗

平时多选用具有健脾、益肺、补肾、理气、化痰的食物,如猪、牛、羊肺脏及枇杷、橘子、梨、百合、大枣、莲子、杏仁、核桃、蜂蜜等,有助于增强体质,改善症状。忌食海鲜油腻之品。因"鱼生火、肉生痰",应少吃黄鱼、带鱼、虾、蟹、肥肉等,以免助火生痰。不吃刺激性食物,如辣椒、胡椒、葱、蒜、韭菜等辛辣食物,菜肴调味也不宜过咸、过甜,冷热要适度。常用食疗方如下:

枇杷叶粥:枇杷叶10～15克,粳米50克,冰糖适量,先将枇杷叶布包水煎,去渣取浓汁,再加入粳米和水煮粥,粥将成时加入冰糖稍煮,每天早晚用之佐餐。适用于痰热证。

沃雪汤:山药45克,牛蒡子12克,柿霜饼18克,先煮山药、牛蒡子,取汤,再加入柿霜饼,泡融,早晚分食。

海蜇荸荠汤:海蜇250克,荸荠500克,煎汤,早晚分饮。适用于痰热证。

4. 冬病夏治

在夏季大暑天用消喘膏外贴能起到防病治病的作用。具体做法:将消喘膏外敷于大椎(见穴位附图8)、天突、肺俞、膻中(见穴位附图4)。每次敷贴2天,间隔3～5天换药1次。敷贴3次为1个疗程。每年1个疗程,连续3年夏季敷贴。

5. 保健体操

可根据自身体质选择保健操、太极拳、气功、五禽戏等项目,坚持锻炼,能提高机体抗病能力。

(三) 预防通识

1. 戒烟

戒烟是最有效防止患慢性支气管炎的方法。应大力宣传吸烟的危害性,要教育青少年杜绝吸烟。同时,不但要戒烟,而且还要避免被动吸烟。

2. 改善环境卫生

政府部门要处理"三废",消除大气污染。居民们保持良好的家庭环境卫生,室内空气流通新鲜,有一定湿度,控制和消除各种有害气体和烟尘,以降低发病率。寄生虫、花粉、真菌等能引起支气管的特异性变态(过敏)反应,应保持室内外环境的清洁卫生,及时消除污物,消灭过敏源。

3. 预防感冒

避免感冒,能有效地预防慢性支气管炎发生或急性发作。在一个较长的时期内(至少1年),定期进行感冒的预防治疗是很重要的,常用的方法有以下几方面:

(1) 养成良好的生活习惯:注意气候冷热变化,及时防寒保暖,尽量不与感冒病人接触。一旦得感冒,必须及时治疗。

(2) 中医预防:慢性支气管炎患者可服一些中成药预防感冒,如玉屏风散、黄芪制剂等以增强体质。

(3) 注射疫苗:预防感冒最有效,也是目前公认的对高危人群唯一效果明显的预防措施就是注射流感疫苗。

（4）合理营养：要进食足够热量、营养平衡的食物，蛋白质不足是我国农村慢性支气管炎发病率高的重要原因之一。

（5）耐寒锻炼：从夏天开始，逐步用冷水冲洗鼻腔、洗脸、洗手，以减轻鼻腔、咽部对寒冷的血管收缩反应，以适应气候变化。要进行力所能及的体育活动。

（6）养成良好生活习惯：生活要有规律，劳逸结合，保证充足的睡眠，养成良好爱好，如邮集、钓鱼等，戒除不良爱好，戒烟少酒。

第三节　高血压易患人群中医养生保健

一、高血压的易患人群

临床上高血压可分为原发性高血压和继发性高血压两类，平常我们所说的高血压病指的是前者，因此我们今天讨论的也是原发性高血压。原发性高血压是指收缩压≥140 mmHg 和（或）舒张压≥90 mmHg 为主要临床表现而病因尚未明确的独立疾病。我国人群高血压患病率仍呈增长态势，每 5 个成人中就有 1 人患高血压；估计目前全国高血压患者至少 2 亿。高血压病属于中医的"眩晕"、"头痛"范畴。

高血压病的易患人群有：

（1）有高血压家族史者。

（2）40 岁以上年龄者。

（3）体重超重或肥胖者。

（4）不良生活方式者。如：摄入食盐过多；吸烟、嗜酒；嗜食肥甘油腻；缺乏体育运动；过度疲劳、喜欢熬夜等。

（5）环境与职业：有噪音的工作环境，过度紧张的脑力劳动均易诱发高血压，城市中的高血压发病率高于农村。

二、高血压易患人群的中医分类及养生保健

（一）中医分类及相关养生保健技术

1. 气郁质

体征表现：眩晕耳鸣，头痛且胀，闷闷不乐、情绪低沉或者精神紧张、焦虑不安、急躁易怒，经常因为烦劳或恼怒而头晕、头痛加剧，面部皮肤潮红，睡眠质量差，多梦，口苦。舌红苔黄，脉弦。

药膳调补：适量食用芹菜、豆芽、西红柿、海蜇、荠菜、茄子、黄瓜、胡萝卜、苦瓜、芦笋、莴苣、香蕉等蔬果；夏枯草 30 g、老鸭等炖汤；少食辣椒等辛辣刺激之品。适宜饮决明子茶、白菊花茶等。

中医预防保健：(1)按压风池（见穴位附图 20）、肝俞、肾俞、行间（见穴位附图 11）等穴位，时间以 30 分钟为宜。（2）刮痧等。(3)足浴保健：用天麻、钩藤、生石决明、川牛膝、桑寄生、杜仲、山栀、菊花、龙胆草、牡丹皮等适量煎水足浴。

2. 气虚质

体征表现：眩晕，活动后明显加剧，劳累后容易发作，精神不佳，怕活动，怕做事，言语少，体力不好，容易疲乏，气短面色白，饮食减少。舌质淡，脉细弱。

药膳调补:适量食用牛肉、羊肉、驴肉,加入党参、黄芪、麦冬、山药、白术、生姜、大枣等煲汤。

中医预防保健可采用:(1)按压脾俞、肾俞、关元、足三里等穴位,时间以 30 分钟为宜。(2)刮痧等。(3)足浴保健:用党参、黄芪、白术、当归、茯神、酸枣仁、龙眼肉、远志、木香、大枣、甘草等适量煎水足浴。

3. 阴虚质

体征表现:眩晕而见精神不振,睡眠质量差,多梦,健忘,腰膝酸软,耳鸣,自觉手足心及胸口发热,心烦,眼睛、皮肤、口唇干涩,口干咽燥,总想喝水,大便干燥。舌红,脉弦细数。

药膳调补:饮食中应多吃清凉食品,如金银花、绿豆、银耳、莲子、决明子、鱼汤、蛤蜊、雀肉、鹿肉、白果、芡实、百合等等进行滋补。根据情况在医师指导下加入熟地黄、山茱萸、丹皮等煲汤。

中医预防保健可采用:(1)按压脾俞、肾俞、关元、足三里等穴位,时间以 30 分钟为宜。(2)刮痧等。(3)足浴保健:用党参、黄芪、白术、当归、茯神、酸枣仁、龙眼肉、远志、木香、大枣、甘草等适量煎水足浴。

4. 痰湿质

体征表现:眩晕或头昏,胸闷,恶心,体型肥胖,体重超标,腹部肥大,嘴里感觉黏腻,睡眠容易打鼾。苔白腻,脉濡滑。

药膳调补:宜多吃清淡利湿之品,如冬瓜、玉米、小米、荷叶粥、萝卜、豆类及豆制品、茄子、豌豆苗、西红柿、莴笋、橘子、柚子、茶、鲤鱼、海蜇等。特别多食金橘、橘饼和萝卜。

中医预防保健:(1)按压中脘(见穴位附图 4)、丰隆、解溪(见穴位附图 10)等穴位,时间以 30 分钟为宜。(2)刮痧等。(3)足浴保健：用半夏、白术、茯苓、橘红、天麻、牡蛎、泽泻、竹茹等适量煎水足浴。

（二）预防通识

1. 避免喜、怒、忧、思、悲、恐、惊等过度情志刺激，保持心态平和，精神愉快。

2. 顺应四季气候变化，调整生活起居，秋冬季节应特别注意保暖防寒。

3. 饮食清淡，营养均衡，勿暴饮暴食。坚持低盐、低脂、低胆固醇、低热量、高蛋白质和高维生素饮食，少吃动物脂肪、内脏，多吃豆类及豆制品、粗粮、蔬果，戒烟限酒。

4. 定期监测血压。

5. 适当运动锻炼。可选择八段锦、易筋经、太极拳等项目。

6. 遵医嘱按时服药，控制高血脂、高血压、高血糖等中风危险因素。

7. 若出现头目眩晕加重、肢体活动不利、言语蹇涩，甚至神志不清等时应及时到医院就诊。

第四节 冠心病易患人群中医保健养生

一、冠心病的易患人群

冠心病易患人群一般指具有高血压、糖尿病、高脂血症等病史，并有不良生活方式、不良心理因素、超重或肥胖等以中老年为主的人群。

冠心病易患人群有：

（1）有冠心病家族史，及高血压、糖尿病、高脂血症等家族史者。

（2）体重超重或肥胖者。

（3）不良生活方式者，如：饮食过咸、嗜油腻饮食、暴饮暴食，长期吸烟、嗜酒，缺乏运动等。

（4）精神压力较大、情绪易激动，或有重大精神创伤者。

（5）患高血压、糖尿病、高脂血症等疾病，血压控制不达标、血压波动较大或用药不规范；或血糖控制不达标、胰岛素抵抗或用药不规范者。

（6）长期服用避孕药的女性。

二、冠心病易患人群的中医分类及养生保健

（一）中医分类及相关养生保健技术

1. 血瘀质

体征表现：自身感觉胸痛偶作，夜间较多，时感心悸不宁；中医诊察为舌质偏黯，或有瘀点，舌下络脉紫黯或增粗，脉涩。

药膳调补：适量食用油菜、茄子、香菇、藕、黑豆、黄豆、海带、紫菜、山楂、柚、桃等蔬果；少食肥肉等滋腻之品。适宜饮玫瑰花茶、绿茶等。

足浴保健：用丹参、桃仁、红花、川芎、牛膝等煎水足浴。

中医预防保健可采用：按揉血海（见穴位附图7）、内关，时间

以 30 分钟为宜。

2. 痰湿质

体征表现:自身感觉胸闷,身重困乏,肥胖,痰多;中医诊察为舌胖大,苔腻,脉滑。

药膳调补:适量食用白萝卜、冬瓜、山药、扁豆、菌类、竹笋、紫菜、薏米仁、山楂等蔬果;何首乌 20 g、山楂 10 g、粳米 10 g、红枣 5 g 煮粥加入冰糖,拌匀食用;少食肥肉及甜腻的食物。适宜饮山楂茶等。

足浴保健:用丹参、红花、制半夏、瓜蒌、薤白等适量煎水足浴。

中医预防保健可采用:按揉丰隆、水道(见穴位附图 5)、足三里,时间以 30 分钟为宜。

3. 阳虚质

体征表现:自身感觉平素怕冷,手脚怕凉,胸闷时痛,遇寒加重,动则汗出,气短,心悸;中医诊察为舌质淡,苔薄白,脉无力。

药膳调补:适量食用羊肉、牛肉、鸡肉、海参、生姜、韭菜、大葱、蒜等食物;当归 10 g、生姜 5 g、羊肉适量煲汤;也可以在做菜时适量放入肉桂、花椒、八角茴香、小茴香等热性佐料;忌食生冷。适宜饮红茶、普洱茶、黄芪茶、枸杞茶等。

足浴保健:用花椒、桂枝、川芎等适量煎水足浴,也可以在足浴后配合按摩涌泉穴。

中医预防保健可采用:按揉关元、气海、足三里,时间以 30 分钟为宜。

4. 阴虚质

体征表现:自身感觉易激动,两颧发红,胸闷时痛,头晕头胀,口干;中医诊察为舌红少津,脉弦细。

药膳调补:适量食用鸭肉、甲鱼、兔肉、芹菜、西红柿、荠菜、黄瓜、苦瓜、海蜇、莴苣、木耳、银耳、百合、香蕉、梨、苹果等食物;少食羊肉、辣椒、蒜、葱等性温燥热之品。适宜饮杞菊茶、葛根茶等。

足浴保健:用天麻、钩藤、白芍、桑寄生、菊花、女贞子、旱莲草等适量煎水足浴。

中医预防保健可采用:按揉太冲(见穴位附图 11)、太溪、三阴交、风池,时间以 30 分钟为宜。

(二)预防通识

1. 避免过度情志刺激,保持良好的心理适应能力。

2. 调整生活起居,秋冬季节及气候变化时注意保暖防寒。

3. 饮食清淡,营养均衡,勿暴饮暴食。坚持低盐、低脂、低胆固醇、低热量、高蛋白质和高维生素饮食,少吃动物脂肪、内脏,多吃豆类及豆制品、粗粮、蔬果,戒烟限酒。

4. 适当运动锻炼。

5. 遵医嘱按时服药,控制高血脂、高血压、高血糖等冠心病危险因素。

6. 若出现胸部闷痛发作时应及时到医院就诊。

(三)中医预防保健技术

1. 保健按摩

(1)按揉胸部:以一手中指罗纹面,沿锁骨下肋骨间隙,由内而外,顺序由上而下,适当用力按揉,疼胀为宜。

(2)拿胸肌:一手拇指紧贴胸前,食、中指紧贴腋下相对用力提拿,一呼一吸、一提一拿,慢慢由里向外推之,约 5 次。

(3)拍胸:以一手虚掌,五指张开,用掌拍击胸部(此刻勿屏气),约 10 次左右。

(4) 擦胸：一手大鱼际紧贴胸部体表，往返用力擦，防止破皮，发热为止。

(5) 若出现胸部闷痛、心律失常，用力不停点按内关穴，每次3分钟，间歇1分钟。

2. 功法锻炼

适宜八段锦、易筋经、太极拳。

3. 通用食疗药膳

玉米粥：用玉米粉、粳米等煮粥。

葛根粥：将新鲜葛根切片磨碎，加水搅拌，沉淀取粉，同粳米共煮粥。

第五节 中风易患人群中医养生保健

一、中风的易患人群

中风易患人群一般指有中风先兆并有高血压、糖尿病、高脂血症等危险因素，且有不良生活方式、不良心理因素、高黏血症、超重和肥胖等以中老年为主的人群。

中风易患人群有：

(1) 有中风家族史，以及高血压、糖尿病、高脂血症等家族史者。

(2) 体重超重或肥胖者。

(3) 不良生活方式者，如：饮食过咸、嗜油腻饮食、暴饮暴食；长期吸烟、嗜酒；缺乏运动等。

（4）精神紧张、情绪易激动，或有重大精神创伤者。

（5）患高血压、糖尿病、高脂血症等疾病，血压控制不达标、血压波动较大或服药不规范；血糖控制不达标、胰岛素抵抗或服药不规范者。

（6）患有心脏病，如风湿性心脏病、心房颤动及其他可能引起中风的疾病未能有效控制者。

二、中风易患人群的中医分类及养生保健

（一）中医分类及相关养生保健技术

1. 痰湿质

体征表现：自身感觉肥胖，身重，易疲劳，肢体麻木甚者手足拘挛，头晕目眩；中医诊察为舌苔厚腻，脉弦滑。

药膳调补：适量食用白萝卜、紫菜、白薯、玉米、洋葱、木耳、海带、大蒜、冬瓜等蔬果；淮山药 30 g、白扁豆 10 g、米仁 30 g、粳米 30 g 等煮粥；陈皮、萝卜等烧汤；少食生冷甜腻之品。适宜饮陈皮红花茶等。

足浴保健：用法半夏、白术、天麻、陈皮、茯苓、石菖蒲、胆南星等适量煎水足浴。

中医预防保健可采用：①按揉丰隆、天枢（见穴位附图 5）、曲池（见穴位附图 16）、合谷（见穴位附图 17），时间以 30 分钟为宜。

2. 气虚质

体征表现：自身感觉肢体软弱，面色㿠白，气短乏力，心悸自

汗；中医诊察为舌淡，舌苔薄白，脉细缓。

药膳调补：适量食用黑豆、黄豆、油菜、香菇、桑葚、红枣、山楂等蔬果；黄芪30 g、乌骨鸡等炖汤；黑木耳、粳米等煮粥；少食生冷油腻之品。适宜饮黄芪红花茶等。

足浴保健：用黄芪、川芎等适量煎水足浴。

中医预防保健可采用：①按揉足三里、气海、合谷、阳陵泉（见穴位附图22），时间以30分钟为宜。

3. 阴虚质

体征表现：自身感觉肢体麻木，眩晕耳鸣，腰酸膝软，手足拘挛，心烦失眠；中医诊察为舌红或黯淡，少苔或光剥，脉细弦或数。

药膳调补：适量食用鸭肉、兔肉、乌龟、甲鱼、芝麻、核桃、荸荠、西红柿、荠菜、黄瓜、苦瓜、海蜇、木耳、银耳、百合、香蕉、梨、苹果等食物；芝麻、核桃、粳米等煮粥；少食羊肉、辣椒、桂圆、蒜、葱等性温燥热之品。适宜饮枸杞子菊花茶等。

足浴保健：用怀牛膝、杜仲、生代赭石、龙骨、牡蛎、赤芍、玄参、天冬、天麻、钩藤、白菊花等适量煎水足浴。

中医预防保健可采用：①按揉三阴交、肝俞、肾俞、曲池、合谷，时间以30分钟为宜。

4. 血瘀质

体征表现：自身感觉肢体麻木或软弱；中医诊察为舌黯淡，舌苔白腻，脉细涩。

药膳调补：适量食用黑豆、香菇、木耳、桑葚、红枣、山楂等蔬果；当归 20 g、乌骨鸡等炖汤；黑木耳、粳米等煮粥；少食生冷油腻之品。

足浴保健：用丹参、当归尾、桃仁、红花、川芎、牛膝等适量煎水足浴。

中医预防保健可采用：①按揉阳陵泉、悬钟（见穴位附图 22）、昆仑（见穴位附图 22），时间以 30 分钟为宜。

（二）预防通识

1. 避免喜、怒、忧、思、悲、恐、惊等过度情志刺激，保持心态平和，精神愉快。

2. 顺应四季气候变化，调整生活起居，秋冬季节应特别注意保暖防寒。

3. 饮食清淡，营养均衡，勿暴饮暴食。坚持低盐、低脂、低胆固醇、低热量、高蛋白质和高维生素饮食，少吃动物脂肪、内脏，多吃豆类及豆制品、粗粮、蔬果，戒烟限酒。

4. 定期监测血压。

5. 适当运动锻炼。

6. 遵医嘱按时服药，控制高血脂、高血压、高血糖等中风危险因素。

7. 若出现头目眩晕加重、肢体活动不利、言语蹇涩，甚至神志不清等时应及时到医院就诊。

（三）中医预防保健技术

1. 保健按摩

以手指按压足三里、三阴交、合谷、曲池、阳陵泉、丰隆等穴，时间以 30 分钟为宜。

2. 功法锻炼

适宜八段锦、易筋经、太极拳。

3. 通用食疗药膳

适量食用新鲜蔬菜、水果、豆类及鱼类，如白菜、白萝卜、芹菜、豌豆苗、胡萝卜、洋葱、扁豆、西红柿、茭白、茄子、莴苣、菠菜、马兰头、香菇、黑木耳、绿豆芽、海蜇、海带、黄瓜、山楂、香蕉、西瓜、豆制品、淡水鱼、深水鱼等。少食辛辣、油腻之品。

玉米粥：用玉米粉、粳米等煮粥。

葛根粥：将新鲜葛根切片磨碎，加水搅拌，沉淀取粉，同粳米共煮粥。

第六节　失眠易患人群中医养生保健

一、失眠的易患人群

失眠易患人群一般指睡眠失常的人群，表现为入睡困难，断断续续不连贯而过早地醒来，醒后不能再继续睡，有睡眠不足、全身乏力、倦怠感觉，多因健康情况不佳，疼痛、感觉不适，生理节奏被打乱，睡眠环境影响等因素失眠，也有怕睡眠而失眠的，好发于生活不规律及精神压力较大的人群。

西医对失眠的临床分类：

（一）按严重程度分类

轻度：偶发，对生活质量影响小；

中度：每晚发生，中度影响生活质量，伴一定症状（易怒、焦虑、疲乏等）；

重度：每晚发生，严重影响生活质量，临床症状表现突出。

（二）按周期分类

短暂性失眠：发病时间少于一周。

短期性失眠：发病时间在一周到一个月之间。

长期失眠：发病时间大于一个月。

（三）按时间分类

1. 发生在睡眠初期，表现为很难入睡，也是最常见的失眠症。

2. 表现为全夜时醒时睡。

3. 发生在睡眠终期，患者过早苏醒，不能再入睡。这些患者的异相睡眠都少，并易诱发脑电的唤醒反应。从脑电图分析波看，他们的睡眠时间总是比主诉的为多，失眠的后果并不严重。

二、失眠易患人群的中医分类及养生保健

（一）中医分类及相关养生保健技术

1. 气郁质

体征表现：多由恼怒烦闷而生，表现为少寐，胸胁胀满，或走窜疼痛，喜叹息，或嗳气呃逆，或咽喉部有异物感，或乳房胀痛。食欲减退，睡眠较差，惊悸怔忡，健忘。

药膳调补：龙胆草 10 克，竹叶 20 克，白米 100 克。先用水煎龙胆草、竹叶，取汁加入白米煮成粥，代早餐食。龙胆草泻肝降火，竹叶清心除烦。

足浴保健：用龙胆草、黄芩、栀子、木通、泽泻、车前子、柴胡、佛手、绿萼梅等煎水足浴。中医预防保健可采用：按揉行间、侠溪，时间以 30 分钟为宜。

2. 湿热质

体征表现:常由饮食不节,暴饮暴食、恣食肥甘生冷、或嗜酒成癖,导致肠胃受热,痰热上扰。表现为不寐、头重、胸闷、心烦、嗳气、吞酸、不思饮食,中医诊察为苔黄腻,脉滑数。

药膳调补:竹沥水 20 克,小米 100 克。先煮米成粥,临熟时下竹沥汁,搅匀,晨起空腹食之。竹沥有涤痰、除烦、定惊之功。

足浴保健:用半夏、陈皮、茯苓、枳实、黄连、竹茹、栀子、瓜蒌、胆南星、贝母等煎水足浴。

中医预防保健可采用:按揉丰隆、内庭(见穴位附图 10)、曲池,时间以 30 分钟为宜。

3. 阴虚质

体征表现:多因体虚精亏、纵欲过度、遗精使肾阴耗竭,心火独亢,表现为心烦不寐、五心烦热、耳鸣健忘,中医诊察为舌红、脉细数。

药膳调补:生地黄 30 克,炒酸枣仁 30 克,粳米 50 克。先将生地、酸枣仁水煎,取汁去渣,加米共煮成粥,晨起当早食之。生地黄清热滋阴,酸枣仁宁心安神。

足浴保健:用生地黄、山药、山萸肉、茯苓、泽泻、丹皮等煎水足浴。

中医预防保健可采用:按揉太溪、心俞、脾俞,时间以 30 分钟为宜。

4. 气虚质

体征表现:由于年迈体虚、劳心伤神或久病大病之后,引起气虚血亏,表现为多梦易醒,头晕目眩,神疲乏力,面黄少华,中医诊察为舌淡苔薄、脉细弱。

药膳调补:取桂圆肉(龙眼肉 20 克),莲子 30 克,大米 100 克。将莲子捣碎,和桂圆肉、大米煮成粥,临睡前两小时服食。桂圆肉补益心脾,养血安神,莲子补脾、养心、益肾。

足浴保健:用白术、当归、黄芪、远志、枣仁、茯神、木香等煎水足浴。

中医预防保健可采用:按揉心俞、脾俞、足三里,时间以 30 分钟为宜。

(二) 预防通识

1. 生活规律。生活规律对人的健康非常重要,没有很好的休息,就不能很好地工作。要想有充沛的精力应对竞争,就必须生活规律,保证充足的睡眠。如果想要更好的防治失眠,大家最好是 10 点钟以前睡觉,早上 6 点起床。

2. 青少年防治失眠,应进行体质和精神锻炼。

3. 饮食清淡,少食海味佳肴,加食些杂粮可以有效地防治失眠。

4. 适度体力活动大有益处。"体脑并用,精神乃治",即体力活动与脑力活动相适应,二者不能偏废,才能保持人的体格健壮和精神健康。

5. 忌乱投医、乱服药、滥用所谓保健品。

6. 饮食要合理。在每天保证三餐的基础上,晚餐要少吃,避免大鱼大肉和辛辣刺激性食物,晚饭不可吃得过饱,且以吃清淡、易消化食物为好。

(三) 中医预防保健技术

1. 保健按摩

以手指按揉照海(见穴位附图 13)、神门(见穴位附图 15)、印堂(见穴位附图 21)等穴,时间以 30 分钟为宜。

2. 功法锻炼

适宜八段锦、易筋经、太极拳。

3. 通用食疗药膳

适量食用新鲜蔬菜、水果、豆类及鱼类,如白菜、白萝卜、芹菜、豌豆苗、胡萝卜、洋葱、扁豆、西红柿、茭白、茄子、莴苣、菠菜、马兰头、香菇、黑木耳、绿豆芽、海蜇、海带、黄瓜、山楂、香蕉、西瓜、豆制品、淡水鱼、深水鱼等。少食辛辣、油腻之品。

第七节　高脂血症易患人群中医养生保健

一、高脂血症的易患人群

高脂血症是以血脂升高(单项或者多项)为主要表现的临床病症,可伴有头晕、胸闷、心悸、神疲乏力、失眠健忘、肢体麻木等临床表现,也有为数不少的患者症状不明显。高脂血症属于中医的"痰症"、"眩晕"、"心悸"、"胸痹"等范畴。

高脂血症的易患人群有:

(1) 40 岁以后,男性居多。

(2) 脑力劳动者多于体力劳动者。

(3) 久不锻炼,不常参加运动和体力劳动的人。

(4) 长期吸烟、酗酒的人群。

(5) 不爱运动者,长期伏案工作的人群。

（6）患有糖尿病、肥胖症、脂肪肝、肾脏疾病者。

（7）生活无规律、情绪易激动、精神长期处于紧张状态者。

（8）长期使用某些药物，如利尿药、抗精神病药等。

二、高脂血症易患人群的中医分类及养生保健

（一）中医分类及相关养生保健技术

1. 湿热质

体征表现：形体中等或偏瘦，肢软无力，头昏头重如同用布包裹着，食欲不振，胃脘部或者腹部胀满，面垢油光，口苦，口中异味，身重困倦，大便黏滞不畅，小便短黄，男性易阴囊潮湿，女性易带下发黄，舌质偏红，苔黄腻，脉滑数。

药膳调补：要多食清淡、清利、凉性食物。如各种瓜类、梨、葡萄、柚子等，扁豆、山药、白果等，也可将薏米、山药、莲子洗净，加水熬粥。

中医预防保健：（1）按压脾俞、胃俞、足三里、中脘、天枢、阴陵泉、丰隆等穴位，时间以30分钟为宜。（2）刮痧等。（3）足浴保健：用党参、茯苓、白术、扁豆、陈皮、山药、砂仁、薏苡仁等适量煎水足浴。

2. 痰湿质

体征表现：形体肥胖，体重指数经常在24以上，身重乏力，喜欢吃肥腻厚味的东西，头晕头重，胸闷，胃脘及腹部有胀满感，腹部脂肪厚，恶心欲呕，咳嗽痰多，舌淡苔厚腻，脉弦滑。

药膳调补：在饮食方面，宜多吃清淡利湿之品，如冬瓜、玉米、小米、荷叶粥、萝卜、豆类及豆制品、黑木耳、茄子、豌豆苗、西红柿、

莴笋、橘子、柚子、桃、豆油、茶、鲤鱼、海蜇等。

中医预防保健：(1)按压心俞、三阴交、膻中、厥阴俞(见穴位附图 3)、胃俞、天枢、足三里、丰隆等穴位,时间以 30 分钟为宜。(2)刮痧等。(3)足浴保健:用瓜蒌、薤白、半夏、陈皮、石菖蒲、桂枝、干姜、细辛等适量煎水足浴。

3. 阴虚质

体征表现:一般形体偏瘦,体倦乏力,腰酸腿软,头晕耳鸣,睡眠质量差,梦多,健忘,睡眠中容易出汗,眼睛、皮肤、口唇干涩,或见口干咽燥,总想喝水,两颧部位皮肤潮红发热,自觉手足心、胸口发热烦闷,舌质红少津或苔少,脉细数或沉细而数。

药膳调补:适量的狗肉、羊骨、猪腰、牛骨髓,多吃芝麻、粟米、豇豆、海参、淡菜、干贝、胡桃、山药,枸杞、雪梨等。

中医预防保健：(1)按压肝俞、肾俞、太溪、太冲、照海、神门、足三里、丰隆等穴位,时间以 30 分钟为宜。(2)刮痧等。(3)足浴保健:用枸杞子、菊花、生地、山萸肉、山药、茯苓、泽泻、丹皮等适量煎水足浴。

4. 血瘀质

体征表现:胸闷憋气,胸痛,痛处固定不移,两边胁肋部胀或痛,有时会有放射到头、颈、肩背部的刺痛,头晕头痛,气短,心烦不安,可出现肢体的麻木。舌质暗或紫暗,有瘀点瘀斑,苔薄,脉弦或涩。

药膳调补:多吃桃仁、油菜、黑大豆等具有活血祛瘀作用的食物。还有黑木耳,它能清除血管壁上的淤积,适量的红葡萄酒能扩张血管,改善血液循环。山楂或米醋,能降低血脂、血黏度。

中医预防保健：(1)按压血海、膈俞(见穴位附图 3)、心俞、风池、合谷、大椎等穴位,时间以 30 分钟为宜。(2)刮痧等。(3)足浴保健:用川芎、桃仁、红花、赤芍、柴胡、枳壳、牛膝、当归、生地、香附、陈皮等适量煎水足浴。

5. 阳虚质

体征表现:体倦乏力,精神萎靡,腰膝酸软,头晕眼花,耳鸣、身体怕冷,四肢冰冷,面色白,腹部胀满,食欲不振,尿少浮肿,大便溏薄,月经失调。舌质淡,苔薄白,脉沉细或迟。

中医预防保健:(1)按压脾俞、肾俞、天枢、命门(见穴位附图8)、腰阳关(见穴位附图8)、关元、气海、足三里、涌泉等穴位,时间以30分钟为宜。(2)刮痧等。(3)足浴保健:用党参、茯苓、熟地、山萸肉、杜仲、牛膝、菟丝子、肉桂、制首乌、银杏叶、枸杞子、甘草等适量煎水足浴。

(二)预防通识

1. 多饮水。

2. 饮食控制。多吃新鲜蔬菜与水果,山楂、苹果、梨、猕猴桃、柑橘等均有一定的降脂作用。多吃大豆食品。多吃清淡的食物,以素食为主,粗细粮搭配,少吃动物内脏、动物脂肪及甜食,还应合理调剂饮食,如晚餐不宜多食荤腥味厚的食物,以免血液中的甘油三酯升高,血液黏稠度增加,促使病变加快。

3. 坚持锻炼身体。可进行散步、慢跑、打太极拳、打羽毛球、爬山、游泳等运动,以促进血液循环,有利于体内脂类的代谢。

4. 勿吸烟,应戒酒。

5. 在医生指导下,选用一些活血化淤的药物。

6. 定期做血液流变学测定,观察血液黏度指标,做到心中有数。

第八节 脂肪肝易患人群中医养生保健

一、脂肪肝的易患人群

脂肪肝是指由于各种原因引起的肝细胞内脂肪堆积过多的病变。当肝脏内的脂肪含量超过肝脏重量（湿重）的 5％，即称为脂肪肝。近几年来，随着生活水平的提高，其发病率有不断上升的趋势。

脂肪肝易患人群有：

（1）形体肥胖，体重超重 20％以上者。

（2）长期饮酒或饮酒量较大者。

（3）不良饮食习惯者，如：暴饮暴食、嗜油腻饮食等。

（4）血糖控制不达标、胰岛素抵抗、用药不规范等。

（5）高血脂、高胆固醇家族史、家族性代谢性疾病者。

（6）缺乏运动者。

（7）营养不良者，如：人为节食、长时间饥饿、神经性厌食、肠道病变引起吸收不良等。

（8）孕妇。

（9）药物中毒、化学物质中毒。

二、脂肪肝易患人群的中医分类及养生保健

（一）中医分类及相关养生保健技术

1. 平和质

体征表现：无明显症状，舌淡红，苔薄白，脉和缓有力。

药膳食疗：多吃五谷杂粮、蔬菜瓜果，少食过于油腻及辛辣之物。不宜食生冷食品。

芹菜黄豆汤：鲜芹菜100克，洗净切成片，黄豆20克（先用水泡胀），锅内加水适量，黄豆与芹菜同煮熟，吃豆吃菜喝汤，一日一次，连服三个月。

何首乌粥：何首乌20克，粳米50克，大枣2枚。将何首乌洗净晒干，打碎备用，再将粳米、红枣加清水600毫升，放入锅内煮成稀粥，兑入何首乌末搅匀，文火煮数沸，早晨空腹温热服食。

荷叶粥：取鲜荷叶1张（约200克），粳米100克，冰糖适量。将粳米洗净后，加水用大火煮沸。将鲜荷叶洗净笼罩在粥上，转小火煮20分钟。揭去荷叶，调入冰糖，煮5分钟即可食用。每日早晚各食用一次。

中医预防保健可采用：①按揉或点压足三里、太冲、涌泉穴。②耳穴：内分泌、肝、胰胆、耳迷根。

2. 痰湿质

体征表现：体胖、身重困乏、不欲活动、痰多、舌胖大、苔腻或水滑、脉滑。

药膳食疗：适宜吃健脾利湿类食物如薏苡仁、小米、玉米、扁豆、荷叶、山药、海藻、海带、黄瓜、丝瓜、冬瓜、山楂、木瓜、佛手。适

宜饮红茶、普洱茶、黄芪茶等。忌食生冷之物。

海带绞股蓝汤：海带 50 克，洗净切丝，绞股蓝 50 克，泽泻 20 克，草决明 20 克，生山楂 30 克，加水适量煎服，一日一剂，连用3～6个月。

中医预防保健可采用：①按揉或点压中脘、脾俞、胃俞、足三里、阴陵泉、丰隆、太冲等穴位。②耳穴：内分泌、肝、脾、胃、胰胆、耳迷根。

3. 湿热质

体征表现：体胖，口腔黏腻，口干口苦，便秘或大便黏腻不爽，小便黄，舌红、苔黄腻，脉滑数。

药膳食疗：适宜吃清热利湿类食物，如绿豆、赤小豆、薏米、小麦、苦瓜、冬瓜、丝瓜、西瓜、大头菜、空心菜、金针菜、苋菜、莴苣、茭白等。适宜饮绿茶、花茶等。

赤小豆鲤鱼汤：赤小豆 150 克，鲤鱼 1 条（约 500 克），玫瑰花 6 克。将鲤鱼活杀去肠杂，与余两味加水适量，共煮至烂熟。去花调味，分 2～3 次服食。

中医预防保健可采用：①按揉或点压曲池、合谷、天枢、足三里、阴陵泉、丰隆、厉兑（见穴位附图 10）、行间等穴位。②耳穴：内分泌、肝、胰胆、三焦、耳迷根。③沿背部两侧在背部俞穴分布部位刮痧或拔罐。

4. 气郁质

体征表现：性格内向，情绪易波动，工作时易感疲乏，平时易感冒，食欲差，大便不规律，舌淡、苔薄、脉细弦。

药膳食疗：适宜吃小米、大麦、山药、马铃薯、大枣、胡萝卜、菠菜、百合、木耳、白萝卜、合欢花、玫瑰花、桂圆、山楂、茯苓等。

白术党参茯苓柴胡鱼汤：取白术、党参、茯苓各 10 克，柴胡 6 克，甘草 3 克，鲫鱼一条（200～300 克），葱、姜、盐、味精、料酒适量。将白术、党参、茯苓、甘草放入 1 000 毫升水中煎煮半小时，取汁液。然后再加入 1 000 毫升清水煎煮。将两次所取汁液归并备用。用少许热油将鲫鱼炸至呈金黄色，放入葱、姜、料酒。然后掺入药汁，用小火煮沸，调入盐、味精即可。

三宝茶：取菊花、陈皮、普洱茶各 5 克，协同研成粗末，再用纱布袋包好放入杯中，用沸水冲泡饮用即可。

中医预防保健可采用：(1)按揉或点压行间、太冲、中封（见穴位附图 11)、足三里、中脘、期门（见穴位附图 6)等穴位。(2)耳穴：内分泌、神门、交感、皮质下、肝、胰胆、脾。

5. 血瘀质

体征表现：胸胁胀闷，走窜疼痛，急躁易怒，常伴有各种疼痛，女性朋友则出现痛经、经色紫暗有块等，面色偏黑，唇色紫暗，舌质紫暗或见瘀斑，脉涩。

药膳食疗：适宜吃白萝卜、油菜、黑木耳、山楂、桃仁、黑大豆、银杏、韭菜、金橘、柑橘、柠檬、柚子、洋葱、生姜、茴香、桂皮、丁香。适宜饮玫瑰花茶、茉莉花茶，少量饮黄酒、红葡萄酒等。不宜食生冷之物。

陈皮二红饮：陈皮、红花各 6 克，红枣 5 枚，同放入锅中，水煎，取汁代茶饮，一日一剂，连用 3 个月。

中医预防保健可采用：(1)按揉或点压膈俞（见穴位附图 3)、肝俞、三阴交、足三里、太冲等穴。(2)耳穴：内分泌、神门、交感、皮质下、肝、胰胆、心。

(二) 预防通识

1. 顺应四季气候变化，调整生活起居。

2. 饮食清淡,营养均衡,勿暴饮暴食,勿饥饱失常,戒烟限酒。

3. 适当运动锻炼。

4. 遵医嘱按时服药,控制高血脂、高血糖等危险因素。

5. 定期于医院查肝功、血脂、腹部 B 超。

6. 经常感觉肝区不适者应及时去医院就诊。

第九节　糖尿病易患人群中医养生保健

一、糖尿病的易患人群

糖尿病是由遗传因素、免疫功能紊乱、微生物感染及其毒素、自由基毒素、精神因素等等各种致病因子作用于机体导致胰岛功能减退、胰岛素抵抗等而引发的糖、蛋白质、脂肪、水和电解质等一系列代谢紊乱综合征,临床上以高血糖为主要特点,典型病例可出现多尿、多饮、多食、消瘦等表现,即"三多一少"症状,糖尿病(血糖)一旦控制不好会引发并发症,导致肾、眼、足等部位的衰竭病变,且无法治愈。糖尿病属于中医的"消渴"范畴。

糖尿病的易患人群有:

(1) 有糖尿病家族史的家族里,糖尿病患者的第一级亲属,包括父母、兄弟姐妹、子女,以及 2 型糖尿病患者的同卵双胞胎兄弟姐妹。

(2) 肥胖儿童或经检查自身免疫抗体反应阳性者。

(3) 成年肥胖者,尤其是向心性肥胖者。

(4) 曾患妊娠糖尿病或妊娠葡萄糖耐量受损,但分娩后正常的妇女。

（5）有出生巨大婴儿（体重＞4千克）史的妇女；有多囊卵巢综合征的妇女。

（6）血脂异常者，如甘油三酯升高、高密度脂蛋白下降的人。

（7）从传统生活方式改变为西方化生活方式的人，从农村迁居城市的人。

（8）从积极从事体力活动转向体力活动明显减少（工作以坐着为主）的人。

（9）患有高血压、大血管病者（如冠心病、脑血管病等）。

（10）40岁以上的人。

二、糖尿病易患人群的中医分类及养生保健

（一）中医分类及相关养生保健技术

1. 上消（肺热津伤型）

体征表现：以口渴、喝水多为主要表现，口干舌燥，尿频量多。舌质红少津，苔薄黄，脉洪数。

药膳调补：平时可以多吃麦冬、百合、莲子、苦瓜、苦丁茶、猪胰、泥鳅、鳝鱼、大豆及其制品、荞麦等。

中医预防保健：（1）按压肺俞、脾俞、肾俞、太溪、三阴交、太渊（见穴位附图15）等穴位，时间以30分钟为宜。（2）刮痧等。（3）足浴保健：用黄连、生地黄、天花粉、天门冬、麦门冬、知母、甘草等适量煎水足浴。

2. 中消(胃热炽盛型)

体征表现:以容易饥饿、饮食多为主要表现,形体消瘦,大便干结。舌苔黄干,脉滑数。

药膳调补:适量食用猪胰、玉米须、山药、山楂、泥鳅、鳝鱼、荞麦面、燕麦片、玉米面等,也可用玉米须冲泡代茶或用玉竹、北沙参、石斛、麦冬、乌梅煎汤代茶饮。

中医预防保健可采用:(1)按压脾俞、肾俞、关元、足三里、内庭、地机(见穴位附图 12)、太溪、肺俞、三阴交、合谷、上巨虚(见穴位附图 9)、丰隆、中脘等穴位,时间以 30 分钟为宜。(2)刮痧等。(3)足浴保健:用石膏、知母、玄参、麦门冬、大黄、芒硝、生地黄、熟地黄、牛膝等适量煎水足浴。

3. 下消(肾阴亏虚型)

体征表现:以小便量多、尿液混浊如脂膏为主要表现,可伴有口干,头晕,腰腿酸痛。舌质红少津,脉细数。

药膳调补:可适量食用核桃仁、甲鱼、鳝鱼、猪胰、牛羊肉等,可根据实际情况在炖汤中加入枸杞、黄芪、白术、山药、生地黄、熟地黄等中药调补阴阳。

中医预防保健可采用:(1)按压脾俞、肾俞、关元、足三里、三阴交、太冲等穴位,时间以 30 分钟为宜。(2)刮痧等。(3)足浴保健:用山药、山萸肉、生地黄、仙灵脾、黄芪、地骨皮、肉苁蓉、五味子、黄柏、泽泻、栀子、茯苓等适量煎水足浴。

(二)预防通识

1. 防止和纠正肥胖。

2. 避免高脂肪饮食。

3. 饮食既要保证工作、生活的需要,又要有利于控制合理体重。食物成分合理,碳水化合物以非精制、富含可溶性维生素为好,占食物总热量的 50%～65%,脂肪占食物总热量的 15%～20%(多不饱和脂肪酸与饱和脂肪酸比例大于 1.5),蛋白质占食物总热量的 10%～15%。多吃蔬菜。

4. 增加体力活动,参加体育锻炼。

5. 避免或少用对糖代谢不利的药物。

6. 积极发现和治疗高血压、高血脂和冠心病。

7. 戒除抽烟、喝酒等不良习惯。

8. 中老年人要定期进行健康查体,除常规空腹血糖外,应重视餐后 2 小时血糖测定。

9. 坚持呼吸空气负离子,负离子对治疗糖尿病有长效平稳的特点,同时易于坚持。

第十节　退行性膝关节炎易患人群和中医养生保健

一、退行性膝关节炎的易患人群

退行性膝关节炎主要病因是关节的软骨组织随着年龄的增长而发生老化,这与人的衰老一样属于自然规律,那么哪些人是发病的高危人群呢?

(1) 50 岁以上的中老年人群。

(2) 绝经后的女性。

（3）肥胖者比例明显高于正常体重者，可能与体重大、膝关节负担重而受损伤有关。

（4）喜欢穿高跟鞋的女性。

（5）有家族性发病倾向者。

（6）关节有明确的外伤或过度劳损可诱发本病。

（7）膝关节畸形的患者。

（8）经常处于寒冷或潮湿的环境者。

二、退行性膝关节炎易患人群的中医分类及养生保健

（一）中医分类及相关养生保健方案

1. 阳虚质

膝部疼痛，感到僵硬，无法顺畅地活动并感到酸胀痛麻，皮肤冷湿，畏寒喜热，局部可触及软组织肿胀结节。舌淡红，苔薄白，脉细弦。

总体特征：阳气不足，以畏寒怕冷、手足不温等虚寒表现为主要特征。

形体特征：形体白胖，肌肉松软不实。

常见表现：平素畏冷，手足不温，喜热饮食，精神不振，舌淡胖嫩，脉沉迟。

心理特征：性格多沉静、内向。

发病倾向：易患痰饮、肿胀、泄泻等病；感邪易从寒化。

对外界环境适应能力：耐夏不耐冬；易感风、寒、湿邪。

中医保健方案：可多吃容易甘温益气的食物，比如牛肉、羊肉、狗肉、葱、姜、花椒、鳝鱼、韭菜、辣椒、胡椒等。少食生冷寒凉食物如冰糕、黄瓜、藕、梨、西瓜等。秋冬注意保暖，尤其是足下、背部及下腹部丹田部位的防寒保暖。夏季避免吹空调电扇。可做一些舒缓柔和的运动，如慢跑、散步、打太极拳、做广播操。自行按摩气海、足三里、涌泉等穴位，或经常灸足三里、关元，可适当洗桑拿、温泉浴。

2. 血瘀质

膝部疼痛如针刺刀割，痛有定处而拒按，常在夜间加剧，舌质紫暗，或见瘀斑瘀点，脉象细涩。

总体特征：血行不畅，以肤色晦暗、舌质紫黯等血瘀表现为主要特征。

形体特征：胖瘦均见。

常见表现：肤色晦暗，色素沉着，容易出现瘀斑，口唇黯淡，舌黯或有瘀点，舌下络脉紫黯或增粗，脉涩。

心理特征：易烦，健忘。

发病倾向：易患癥瘕及痛证、血证等。

对外界环境适应能力：不耐受寒邪。

中医保健方案：对于血瘀体质的老年人建议多吃如黑豆、黄豆、香菇、茄子、油菜、羊血、芒果、木瓜、海藻、海带、紫菜、萝卜、胡萝卜、金橘、橙子、柚子、桃子、李子、山楂、醋、玫瑰花、绿茶、红糖、黄酒、葡萄酒、白酒等具有活血、散结、行气、疏肝解郁作用的食物。少吃肥猪肉等滋腻之品。应戒除烟酒。推荐食疗方：黑豆川芎粥——川芎6克，黑豆20克，粳米50克，红糖适量。制作：川芎用纱布包裹，和黑豆、粳米一起水煎煮熟，加适量红糖，分次温服。本粥具有活血祛瘀、行气止痛的功用。对于血瘀体质的老年人每天应有规律地有氧运动,避免剧烈以及过量的体育运动。可采用"步行健身法",通过步行运动,促进全身血液的运行,有活血化瘀的功效。八段锦的"左右开弓似射雕"和"双手托天理三焦"加做1~3遍。血得温则行,得寒则凝。血瘀质者要避免寒冷刺激。日常生活中应注意动静结合,不可贪图安逸,加重气血郁滞。气为血帅,故亦需注意情志舒畅,勿恼怒郁愤。

3. 阴虚质

腰膝酸软,伴有耳鸣健忘、头晕、潮热、心慌、失眠容易做梦、心烦口干、手足发热、目干、视物模糊、脸容易发红发烫、口干咽燥、失眠多梦,舌红苔少,脉细数。

总体特征:阴液亏少,以口燥咽干、手足心热等虚热表现为主要特征。

形体特征:体形偏瘦。

常见表现:手足心热,口燥咽干,鼻微干,喜冷饮,大便干燥,舌红少津,脉细数。

心理特征:性情急躁,外向好动,活泼。

发病倾向:易患虚劳、失精、不寐等病;感邪易从热化。

对外界环境适应能力:耐冬不耐夏;不耐受暑、热、燥邪。

中医保健方案:多吃甘凉滋润的食物,比如瘦猪肉、鸭肉、龟、鳖、绿豆、冬瓜、芝麻、百合等。少食羊肉、狗肉、韭菜、辣椒、葱、蒜、葵花子等性温燥烈的食物。中午保持一定的午休时间。避免熬夜、剧烈运动和在高温酷暑下工作。宜节制房事。只适合做中小强度、间断性的身体锻炼,可选择太极拳、太极剑等。锻炼时要控制出汗量,及时补充水分。不适合洗桑拿。平时宜克制情绪,遇事要冷静,正确对待顺境和逆境。可以用练书法、下棋来怡情悦性,用旅游来寄情山水、陶冶情操。平时多听一些曲调舒缓、轻柔、抒情的音乐,防止恼怒。可酌情服用六味地黄丸、杞菊地黄丸等。女性用药剂量应该比男性要轻。

(二) 预防通识

退行性膝关节炎主要病因是关节的软骨组织随着年龄的增长而发生老化,这与人的衰老一样属于自然规律。总的来说,它的发生发展是一个较长的病理过程。应尽量避免以下与退行性膝关节炎发生相关的一些易发因素:

1. 肥胖被认为是退行性膝关节炎最重要的危险因素,尤其在女性病人比男性更为明显。调查显示,肥胖女性如果在 10 年内体重减轻 5 千克,发生退行性膝关节炎的危险性将减少 50%。

2. 关节的损伤和过度机械地重复使用膝关节是某些从业人员易于发生退行性膝关节炎的原因,例如膝关节交叉韧带和半月板损伤可使关节软骨面局部的负荷和磨损增加,退休职业运动员的膝骨关节炎的患病率较高。

骨关节炎的症状个人感觉差异颇大,有些人只是暂时地感觉轻微的不适,有些人却会感到非常不舒服。针对疾病的病因,我们可以采取积极的预防措施,来延缓软骨老化的进程并减轻相关的症状。

首先,对受累的关节应加以保护,降低关节负荷,减轻体重,注意休息,避免长时间负重和不良的姿势,使用手杖、步行器等。在日常生活中,穿较有弹性的鞋子,穿戴护膝或弹性绷带。

其次,平时对膝关节注意保暖,可以用热水袋、热毛巾等热敷,大伏天尽可能避免空调、电扇直接对膝关节吹风。

第三,适当锻炼对保护和改善关节活动,缓解疼痛有很大的帮助。有益的锻炼是对膝关节冲击小的柔和运动,包括:游泳、散步、慢跑、骑脚踏车、仰卧直腿抬高或抗阻力训练及不负重位关节的屈伸活动。游泳应该是最好的运动方式。步行需缓慢,在运动前后按摩膝关节 20～30 分钟,以缓解肌肉酸痛。可进行膝关节伸张运动,方法如下:双手放于头枕下,小腿往上抬 5 秒后放下,两脚交换进行,运动的时间根据患者情况而定,以能耐受为宜。有害的运动是增加关节扭力或关节面负荷过大的训练,如爬山或下蹲起立等活动。

对退行性膝关节炎患者的锻炼要一分为二,在急性炎症期,应禁止锻炼,少走多坐,甚至卧床休息。这时可行不活动关节的肌肉舒缩运动,促进关节的血液循环,加速炎症的吸收,待炎症消退后,再循序渐进地进行功能锻炼。此外,关节内有游离体形成时,也暂不宜进行关节功能锻炼。

平时在饮食上应该清淡营养,不要吃辛辣刺激、油腻食物,如动物内脏、肥肉等,可以多吃水果蔬菜,如芹菜、菠菜等,最好是戒烟戒酒。多食含硫的食物,如芦笋、鸡蛋、大蒜、洋葱,因为骨骼、软骨和结缔组织的修补与重建都要以硫为原料,同时硫也有助于钙的吸收。多食含组氨酸的食物,如稻米、小麦和黑麦,组氨酸有利于清除机体过剩的金属。多食用富含胡萝卜素、黄酮类、维生素 C 和 E 以及含硫化合物的食物。也可多食含硫食物如大蒜、洋葱、芽甘蓝及卷心菜。经常吃新鲜的菠萝,可减少患部的感染。保证每天都吃一些富含维生素的食物,如亚麻籽、稻米麸、燕麦麸等。禁服铁或含铁的复合维生素。因为铁与疼痛、肿胀和关节损伤有关。茄属蔬菜,如西红柿、土豆、茄子、辣椒等及烟草中的生物碱能使关节炎症状加重。

第十一节 腰突症的易患人群
和中医养生保健

一、腰椎间盘突出症的易患人群

腰椎间盘突出症(简称腰突症)是临床上较为常见的腰部疾病之一,是骨伤科的常见病、多发病。

腰椎间盘突出症的易患人群有:

(1) 好发于青壮年。

(2) 劳动强度较大的体力劳动者。

(3) 工作姿势不良者。

(4) 经常处于寒冷或潮湿的环境者。

(5) 孕产妇及更年期女性。

(6) 先天性腰椎发育不良或畸形的人。

二、腰突症易患人群的中医分类及养生保健

(一) 中医分类及相关养生保健方案

1. *血瘀质*

因腰部扭挫伤引起,腰痛较重,腰部活动不利,脉弦数或细涩。

形体特征:胖瘦均见。

心理特征：易烦，健忘。

发病倾向：易患癥瘕及痛证、血证等。

对外界环境适应能力：不耐受寒邪。

中医保健方案：对于血瘀体质的老年人建议多吃如黑豆、黄豆、香菇、茄子、油菜、羊血、芒果、木瓜、海藻、海带、紫菜、萝卜、胡萝卜、金橘、橙子、柚子、桃子、李子、山楂、醋、玫瑰花、绿茶、红糖、黄酒、葡萄酒、白酒等具有活血、散结、行气、疏肝解郁作用的食物。少吃肥猪肉等滋腻之品。腰痛明显者，可在疼痛明显处用手掌缓慢轻揉，可适当减轻疼痛。功能锻炼：急性期严格卧床三周，每次按摩推拿前后亦卧床休息，一个疗程后一般卧床两周。症状基本消失后，可在腰围保护下下床活动。病人应注意劳逸适度，避免闪、挫等诱发因素。

2. 阳虚质

腰腿疼痛，有沉重感，遇寒加重，自觉四肢发凉，喜暖恶寒，舌苔白腻，脉沉迟。

形体特征：形体白胖，肌肉松软不实。

常见表现：平素畏冷，手足不温，喜热饮食，精神不振，舌淡胖嫩，脉沉迟。

心理特征：性格多沉静、内向。

发病倾向：易患痰饮、肿胀、泄泻等病；感邪易从寒化。

对外界环境适应能力：耐夏不耐冬；易感风、寒、湿邪。

中医保健方案：注意保暖，天气变化则及时增减衣被，避免受凉。寒冷阴雨天慎外出，保持居室温暖干爽。对于阳虚体质的老年人应多吃甘温益气的食物，比如牛肉、羊肉、狗肉、葱、姜、蒜、花椒、鳝鱼、韭菜、辣椒、胡椒等。少食生冷寒凉食物，如黄瓜、藕、梨、西瓜等。对于阳虚体质的老年人在运动中应注意避风寒,不宜大汗,适合做一些温和的有氧运动,如慢走、太极剑、太极拳等。阳虚质者耐春夏不耐秋冬,秋冬季节要适当暖衣温食以养护阳气,尤其要注意腰部和下肢保暖,每天以热水泡脚为宜。夏季暑热多汗,也易导致阳气外泄,使阳气虚于内。建议尽量避免强力劳作和大汗,也不可恣意贪凉饮冷。多在阳光充足的情况下适当进行户外活动,不可在阴暗潮湿寒冷的环境下长期工作和生活。

3. 湿热质

腰腿疼痛,沉软无力,痛处伴有热感,遇热或雨天加重,怕热,口干,小便较黄,舌苔黄腻,脉濡数或弦数。

总体特征:湿热内蕴,以面垢油光、口苦、苔黄腻等湿热表现为主要特征。

形体特征:形体中等或偏瘦。

常见表现:面垢油光,易生痤疮,口苦口干,身重困倦,大便黏滞不畅或燥结,小便短黄,男性易阴囊潮湿,女性易带下增多,舌质偏红,苔黄腻,脉滑数。

心理特征:容易心烦急躁。

发病倾向:易患疮疖、黄疸、热淋等病。

对外界环境适应能力:对夏末秋初湿热气候、湿重或气温偏高环境较难适应。

中医保健方案:饮食应清淡,忌食辛温、滋腻以及大热、大补之品,以利清热祛湿,避免加重湿热。宜食赤小豆、绿豆、芹菜、黄瓜、藕等甘寒、甘平的食物,少食饴糖、石榴、大枣、柚子等酸甘之品,以免滋腻恋湿,导致湿热不易排出。忌暴饮暴食和进食速度过快,要限制油盐的摄入。石竹茶、苦丁茶、莲子芯、竹叶、玉米须等泡茶饮有清热利湿的功效。湿热体质的人可以做大强度、大运动量的锻炼，身动则气血周流加速，气行则痰湿祛，气行则热邪散去。湿热体质的人应保持居室干燥、凉爽、卫生、通风，衣被要勤晒。衣着宽松，以棉麻丝织物为宜，有助于透气散热及排汗，不要穿紧身裤和化纤内衣。运动可以帮助调畅气机、排热排湿，但要注意避开暑湿天气，以免湿热内外交蒸。湿热最易郁结于肝胆，导致心情烦闷，急躁易怒。所以湿热体质的人在精神调适方面应以安神定志为主，遵循《黄帝内经》中"恬淡虚无"、"精神内守"的养神大法。可培养广泛的兴趣爱好，如看书、写字、绘画、弹琴、钓鱼、养花等，有助于分散多余的精力，陶冶性情，锻炼耐性，平稳心态。在烦恼苦闷的时候应该迅速转移注意力，还可多与朋友交流、倾诉，以排解不良情绪。要宽以待人，与人为善，不要为了一些小事生气、计较。

4. 阴虚质

腰腿痛久治不愈或反复发作，腰膝酸软，腰疼喜按，劳累后加重，休息后减轻，时有耳鸣耳聋头晕，舌红少津，脉细数。

形体特征：体形偏瘦。

常见表现：手足心热，口燥咽干，鼻微干，喜冷饮，大便干燥，舌红少津，脉细数。

心理特征：性情急躁，外向好动，活泼。

发病倾向：易患虚劳、失精、不寐等病；感邪易从热化。

对外界环境适应能力：耐冬不耐夏；不耐受暑、热、燥邪。

中医保健方案：饮食要富于营养，易于消化，以清淡为宜，多吃甘凉滋润的食物，比如瘦猪肉、鸭肉、龟、鳖、绿豆、冬瓜、芝麻、百合等。少食羊肉、狗肉、韭菜、辣椒、葱、蒜、葵花子等性温燥烈的食物。只适合做中小强度、间断性的身体锻炼，可选择太极拳、太极剑等。锻炼时要控制出汗量,及时补充水分。不适合洗桑拿。

(二)预防通识

对于腰椎间盘突出症,重在预防。要注意平时的站姿、坐姿、劳动的姿势以及睡姿的合理性,纠正不良姿势和习惯,加强锻炼,增强体质,尤其加强腰背肌的功能锻炼,因为适当的锻炼能改善肌肉血液循环,促进新陈代谢,增加肌肉的反应性和强度,松解软组织的粘连,纠正脊柱内在平衡与外在平衡的失调,提高腰椎的稳定性、灵活性和耐久性,从而达到良好的治疗及预防作用,并在寒冷潮湿的季节应注意保暖,防止本病的复发。

防止腰突症的发生要以预防为主。以下介绍的康复操可改善患者腰部的血液循环,松解粘连和痉挛的软组织,不少动作对腰突症有独特疗效,无腰突症者也可起到预防作用。

(1)活动髋关节:仰卧,先以右腿向脚的前方猛然一伸,同时髋部向右一摆,然后左腿做同样的动作。动作要协调而有力,两腿交替做20～30次。

(2)蹬腿:仰卧,尽量屈曲髋、膝关节,足背勾紧(背屈)。然后足跟用力向斜上方(约45度)蹬出后,将大小腿肌肉绷紧,放下还原。两腿交替做20～60次。

(3)昂胸:俯卧,用双手支撑床上,先从头部后仰开始,同时支撑手渐渐撑起而把胸部向上昂起,最后使劲后仰,力度达到腰部为止。平伏休息,重复5～10次。

(4)鱼跃:俯卧,两手放在腰部,把上身和两腿同时后伸抬起,形成弓状。注意膝部不要弯曲。尽量在这一姿势下维持一段时间,时间越长越好。

(5)下腰和后伸:站立,两腿分开约肩宽,足尖向内。弹动性地向前弯腰,使手触地。然后复位再向后伸腰,也要弹动性地后伸到最大量。反复5～10次,病情好转后加大动作幅度,注意循序渐进。

第十二节 颈椎病易患人群及中医养生保健

一、颈椎病的易患人群

颈椎病的临床症状较为复杂,主要有颈背疼痛、上肢无力、手指发麻、下肢乏力、行走困难、头晕、恶心、呕吐,甚至视物模糊、心动过速及吞咽困难等。颈椎病的临床症状与病变部位、组织受累程度及个体差异有一定关系。

颈椎病的易患人群有:

(1) 中老年人。

(2) 头部长久单一姿势等日常生活中不良姿势过多的人。

(3) 有反复落枕病史者。

(4) 有颈椎先天畸形者。

(5) 经常处于寒冷或潮湿的环境者。

二、颈椎病易患人群的中医分类及养生保健

(一) 中医分类及养生保健

1. 气虚质

症状:头昏,眩晕,视物模糊或视物目痛,身软乏力,吃饭不香,

颈部酸痛或双肩疼痛,舌淡红或淡胖,边有齿痕,苔薄白而润,脉沉细无力。

总体特征:元气不足,以疲乏、气短、自汗等气虚表现为主要特征。

形体特征:肌肉松软不实。

心理特征:性格内向,不喜冒险。

发病倾向:易患感冒、内脏下垂等病;病后康复缓慢。

对外界环境适应能力:不耐受风、寒、暑、湿邪。

中医保健方案:多吃具有益气健脾作用的食物,如鸡肉、泥鳅、香菇、大枣、桂圆等。少食具有耗气作用的食物,如槟榔、空心菜、生萝卜等。以柔缓运动,散步、打太极拳等为主,不宜做大负荷运动和出大汗的运动,忌用猛力和长久憋气。平时可按摩足三里穴。常自汗、感冒者,可服玉屏风散预防。

2. 阳虚质

症状:头痛或后枕部疼痛,颈僵,转侧不利,一侧或两侧肩臂及手指酸胀痛麻或头疼牵至上背痛,肌肤冷湿,畏寒喜热,颈椎旁可触及软组织肿胀结节,舌淡红,苔薄白,脉细弦。

总体特征:阳气不足,以畏寒怕冷、手足不温等虚寒表现为主要特征。

形体特征:形体白胖,肌肉松软不实。

常见表现:平素畏冷,手足不温,喜热饮食,精神不振,舌淡胖嫩,脉沉迟。

心理特征:性格多沉静、内向。

发病倾向:易患痰饮、肿胀、泄泻等病;感邪易从寒化。

对外界环境适应能力:耐夏不耐冬;易感风、寒、湿邪。

中医保健方案:可多吃甘温益气的食物,比如牛肉、羊肉、狗肉、葱、姜、花椒、鳝鱼、韭菜、辣椒、胡椒等。少食生冷寒凉食物，如冰糕、黄瓜、藕、梨、西瓜等。秋冬注意保暖，尤其是足下、背部及下腹部丹田部位的防寒保暖。夏季避免吹空调电扇。可做一些舒缓柔和的运动，如慢跑、散步、打太极拳、做广播操。自行按摩气海、足三里、涌泉等穴位，或经常灸足三里、关元，可适当洗桑拿、温泉浴。多与别人交谈，平时多听一些激扬、高亢、豪迈的音乐。可服金匮肾气丸预防。

（二）预防通识

1. 端正姿势

日常生活中要端正姿势，不要躺在床上看电视、看书，不要高枕、坐位或卧车上睡觉等。应注意保持头颈正确的姿势，坐姿上要尽可能保持自然的端坐位，头部保持略微前倾，桌椅之间的高度比例要协调，使头、颈、肩、胸保持正常生理曲线，以免头颈部过度后仰或过度前倾前屈，也可通过调节工作台的倾斜度来达到目的。经常使用电脑时，头颈部常向某一方向转动或相对固定的，应当在工作1～2小时后，有目的地活动活动颈部，放松颈部的肌肉，这样有利于颈椎的保健，也可消除疲劳。睡眠时要选择合适的枕头，不宜过高或过低，一般枕头以10厘米的高度为宜，最好使用圆枕，将枕头枕在颈部，帮助恢复颈椎生理弧度。

2. 劳逸结合

从总体来说患者多半是心过劳，身过逸，劳逸结合就是要减少心理压力，主动放松，加强身体的运动，这样可以提高免疫力，减少慢性感染。在休息时间，可根据自身的条件和工作环境，选择一些对颈椎病有益的体育锻炼项目，以消除疲劳，防止劳损。这些锻炼包括局部的颈椎锻炼和全身的锻炼，局部锻炼就是做颈椎操。全身锻炼主要根据自己的爱好,进行运动量较大的项目,以出汗为度,这样既能活血,又能祛风寒,还能增强体质。羽毛球对于预防颈椎病的作用较好,有条件的每周可以打 3～5 次,但是运动时要注意避免颈部的剧烈转动。

3. 防止受风寒

对于患者而言,主要是避免空调过冷,或者吹空调时间过长,尤其避免直接对着风口吹以图爽快。

4. 注意食疗

由于颈椎病是椎体增生、骨质退化疏松等引起的,所以颈椎病患者应以富含钙、蛋白质、维生素 B_1、维生素 B_2、维生素 C 和维生素 E 的饮食为主。其中钙是骨的主要成分,以牛奶、鱼、猪尾骨、黄豆、黑豆等含量为多。蛋白质也是形成韧带、骨骼、肌肉所不可缺少的营养素。维生素 B、E 则可缓解疼痛。

对于阳虚体质的人应多吃甘温益气的食物,比如牛肉、羊肉、狗肉、葱、姜、蒜、花椒、鳝鱼、韭菜、辣椒、胡椒等。少食生冷寒凉食物,如黄瓜、藕、梨、西瓜等。推荐食疗方:当归生姜羊肉汤——当归 20 克,生姜 30 克,羊肉 500 克,料酒、食盐适量。制作:生姜冲洗干净,当归用清水浸软,切片备用;羊肉剔去筋膜,放入开水锅中略烫,除去血水后捞出,切块备用;当归、生姜、羊肉放入砂锅中,加清水、料酒、食盐,旺火烧沸后撇去浮沫,再改用小火炖至羊肉熟烂即成。本汤具有温中补血,祛寒止痛的功效,尤其适合冬天服用。

对于气虚体质的人应多吃具有益气健脾作用的食物,如粳米、小米、黄米、大麦、黄豆、白扁豆、豇豆、蚕豆、豌豆、土豆、白薯、红薯、山药、胡萝卜、香菇、鲫鱼、鹌鹑、鹅肉、羊心、羊肚、莲子、蘑菇、芡实、栗子、人参等。少吃具有耗气作用的食物,如槟榔、空心菜等。推荐食疗方:黄芪童子鸡——童子鸡 1 只,生黄芪 15 克,葱、姜、盐、黄酒适量。制作:取童子鸡 1 只洗净,用纱布袋包好生黄芪,取一根细线,一端扎紧袋口,置于锅内,另一端则绑在锅柄上。在锅中加姜、葱及适量水煮汤,待鸡熟后,拿出黄芪包。加入盐、黄酒调味,即可食用。本汤具有补气补虚的功效。山药粥——山药 30 克,粳米 180 克。制作:将山药和粳米一起入锅加清水适量煮粥,煮熟即成。此粥可在每日晚饭时食用。本粥具有补中益气、益肺固精的作用。

5. 加强锻炼

以下介绍的康复操可改善患者颈部的血液循环,松解粘连和痉挛的软组织,不少动作对颈椎病有独特疗效,无颈椎病者也可起到预防作用。

准备姿势:两脚分开与肩同宽,两臂自然下垂,全身放松,两眼平视,均匀呼吸,站坐均可。

(1)双掌擦颈:十指交叉贴于后颈部,左右来回摩擦 100 次。

(2)左顾右盼:头先向左后向右转动,幅度宜大,以自觉酸胀为好,30 次。

(3)前后点头:头先前再后,前俯时颈项尽量前伸拉长,30 次。

(4)旋肩舒颈:双手置两侧肩部,掌心向下,两臂先由后向前旋转 20~30 次,再由前向后旋转 20~30 次。

(5)颈项争力:两手紧贴大腿两侧,两腿不动,头转向左侧时,上身旋向右侧;头转向右侧时,上身旋向左侧,10 次。

(6)摇头晃脑:头向左—前—右—后旋转 5 次,再反方向旋转 5 次。

(7)头手相抗:双手交叉紧贴后颈部,用力顶头颈,头颈则向后用力,互相抵抗 5 次。

（8）翘首望月：头用力左旋、并尽量后仰，眼看左上方5秒钟，复原后，再旋向右，看右上方5秒钟。

（9）双手托天：双手上举过头，掌心向上，仰视手背5秒钟。

（10）放眼观景：手收回胸前，右手在外，劳宫穴相叠，虚按膻中，眼看前方5秒钟，收操。

（11）在办公场所，除了可用上面的颈椎病操锻炼外，还可徒手或利用办公室内的一些物品进行其他的颈部放松活动。如①颈部旋转：站立后，两肩向上抖动30次，以放松肩部的肌肉，然后进行肩关节的旋转动作。之后，颈部向各方向慢慢旋转摆动，重复数次，以放松颈部肌肉。②自我按摩：用手拿捏颈后部的肌肉，并可用拇食两指点按风池穴10秒钟。③撑桌练功：利用两张办公桌，两手撑着桌面，两足腾空，两肘支撑全身，头往后仰，坚持5秒钟。重复3～5次。

以上动作可根据需要及个人情况自行掌握，每天利用工休时间，花上10～20分钟，松弛一下勤劳而默默无闻的颈部，将有利于身体健康，有利于预防颈椎病。

第十三节　慢性胃炎易患人群中医养生保健

一、慢性胃炎的易患人群

慢性胃炎是指不同病因引起的慢性胃黏膜炎性病变。易患人群一般指那些生活不规律、饮食无度、情志失调的人群。

日常生活中有 5 类人群,容易患慢性胃炎。

(1) 上班族:上班族工作繁忙,精神压力大,平时运动量少,进食不规律,就有可能形成胃溃疡、胃炎等一系列的疾病。

(2) 酒桌族:终日辗转于酒桌上忙于应酬的人。研究表明:酒精可使食管黏膜受刺激而充血、水肿,形成食管炎,更会破坏胃黏膜的保护层,刺激胃酸分泌、胃蛋白酶增加,引起胃黏膜充血、水肿和糜烂,引起急、慢性胃炎和消化性溃疡。

(3) 开车族:开车时,血液被供应到紧张的肌肉和大脑里,流到肠胃的血液不多,长时间驾车的人,经常吃过饭就开始开车,时常处于这种状态,极易出现肠胃消化不良,出现胃痛、胃胀、嗳气等症状。这也是出租车司机患胃病率高的一个重要原因。

(4) 出差族:经常出差,不断面对舟车劳顿,适应不同的环境,调整作息习惯,比其他人更易出现肠胃的健康危机。此外,经常出差外地还存在水土不服、饮食不得当等健康隐患,导致肠胃常会出现不适症状。

(5) 老年人:随着年纪的增长,消化腺分泌功能降低、胃肠蠕动减弱、消化功能减退,餐后食物长时间不能消化,在胃中停留的时间过长,容易造成消化不良、胃内饱胀,便易造成胃病。

二、慢性胃炎易患人群的中医分类及养生保健

(一) 中医分类及相关养生保健技术

1. 气虚质

体征表现:纳少,腹胀,饭后尤甚,大便溏薄,肢体倦怠,少气懒

言,面色萎黄或㿠白,舌淡苔白,脉缓弱。

药膳调补:宜选用性平偏温、健脾益气的食物,如大米、小米、南瓜、胡萝卜、山药、大枣、香菇、莲子、白扁豆、黄豆、豆腐、鸡肉、鸡蛋、鹌鹑(蛋)、牛肉等。不宜多食生冷苦寒、辛辣燥热的食物。

(1) 新鲜藕 1 000 克洗净,开水烫后捣碎取汁,用开水冲服,每天 2 次服完;或用去节鲜藕 500 克,生姜 50 克,洗净剁碎,用消毒纱布绞取汁液,用开水冲服。

(2) 粳米 60 克,砂仁细末 5 克,将粳米加水煮粥,待熟后调入砂仁末,再煮沸 1~2 开后即可,早晚服用。

(3) 鲜土豆 100 克,生姜 10 克,榨汁,加鲜橘子汁 30 毫升调匀,将杯放热水中烫温,每日服 30 毫升。

(4) 玉米芯 750 克,黄柏 6 克,干姜 6 克,共研细末,每日 3 次,每次 3 克,温开水送服。

足浴保健:用黄芪、桂枝、生姜、白芍等适量煎水足浴。

中医预防保健:可采用掌根揉法,按揉气海、关元两穴各 2~3 分钟,每天操作 1~2 次。这两个穴位还可以采用艾条温和灸,增加温养益气的作用。温和灸可每周操作 1 次。

2. 阳虚质

体征表现:腹胀纳少,胃中隐痛,喜温喜按,神疲倦怠,大便溏薄,中医诊察为舌淡苔白,脉虚弱。

药膳调补:宜选用甘温补脾阳、温肾阳为主的食物,如羊肉、鸡肉、带鱼、黄鳝、虾、刀豆、韭菜、茴香、核桃、栗子、腰果、松子、红茶、生姜等。少食生冷、苦寒、黏腻食物,如田螺、螃蟹、海带、紫菜、芹菜、苦瓜、冬瓜、西瓜、香蕉、柿子、甘蔗、梨、绿豆、蚕豆、绿茶、冷冻饮料等。即使在盛夏也不要过食寒凉之品。

（1）生姜羊肉粥：选新鲜瘦羊肉 250 克，切成薄小块；大米 100 克洗净；生姜 15 克，去皮，切成姜丝。先将羊肉加清水放入砂锅内煮烂，再放入大米，以中火煮成粥，待好时放入姜丝再煮片刻，分次食用。

（2）萝卜牛肉汤：牛腩一斤半左右，萝卜、黑木耳适量，八角、花椒、盐各少许。

将切块的牛肉放入冷水内烧开后，将肉捞出，水倒掉；再放一锅冷水，放入牛肉、八角一个、花椒 5 粒一起小火炖 1 小时；再放入盐、萝卜、黑木耳再炖一小时即可。

（3）萝卜羊肉汤：羊腩肉 750 克，白萝卜 500 克。香菜、盐、鸡精、料酒、葱、姜、胡椒粉适量。将羊肉洗净，切成粗丝，白萝卜洗净切成丝；坐锅点火倒入底油，放入姜片煸炒出香味后倒入开水，加盐、鸡精、料酒、胡椒粉调味，水烧开后先放入羊肉煮熟，再放入白萝卜，转小火煮至萝卜断生后，撒上葱丝和香菜叶即可出锅。此汤补中益气，温胃散寒。

（4）胡椒猪肚汤：白胡椒 30～50 粒，猪肚 1 个，食盐、料酒、味精各少许。先将猪肚洗净（可加盐、醋，用开水烫洗），锅内注水，猪肚块（或丝）下锅，加入白胡椒，煲 2 小时左右，汤稠肚烂时，加入食盐、料酒、味精即可食用。此汤可在饭前饮用。胡椒性温热，有温中散寒作用；猪肚有健胃养胃的功效。

足浴保健：用苍术、吴茱萸、党参、干姜、黄芪、桂枝、芍药等适量煎水足浴。

中医预防保健可采用：①温灸中脘、内关、足三里、大椎、脾俞、神阙等穴位，时间以 30 分钟为宜；②将盐炒热外敷于中脘处。

3. 气郁质

体征表现：胃脘胀痛，或牵引背肋。情志怫郁时则痛势加重。或嗳气频繁，泛吐酸水，饮食减少，中医诊察为舌黯淡，舌苔薄白，或脉弦。

药膳调补：宜选用具有理气解郁作用的食物，如黄花菜、菊花、玫瑰花、茉莉花、大麦、金橘、柑橘、柚子等。少食收敛酸涩的食物，如石榴、乌梅、青梅、杨梅、草莓、杨桃、酸枣、李子、柠檬、南瓜、泡菜等。

紫苏生姜红枣汤：鲜紫苏叶10克，生姜3块，红枣15克，先将红枣放在清水里洗净，然后去掉枣核，再把姜切成片。将鲜紫苏叶切成丝，和姜片、红枣一起放入盛有温水的砂锅里用大火煮，锅开以后改用文火炖30分钟。然后将紫苏叶、姜片捞出来，继续用文火煮15分钟。此汤具有暖胃散寒、行气助消化的作用。

足浴保健：用柴胡、川芎、陈皮、枳壳、佛手、绿萼梅等适量煎水足浴。

中医预防保健可采用：按揉合谷穴、太冲穴，每穴2～3分钟，每天1～2次。

4. 血瘀质

体征表现：胃痛延久屡发，痛呈持续而有定处，痛处拒按，痛如针刺或刀割，饥饿时痛减，食后转重，甚或出现黑便或呕血，舌质有紫气或瘀斑，脉细涩。

药膳调补：宜选用具有调畅气血作用的食物，如生山楂、醋、玫瑰花、桃仁（花）、黑豆、油菜等。少食收涩、寒凉、冰冻之物，如乌梅、柿子、石榴、苦瓜、花生米，以及高脂肪、高胆固醇、油腻食物，如蛋黄、虾、猪头肉、猪脑、奶酪等。还可少量饮用葡萄酒、糯米甜酒，有助于促进血液运行，但高血压和冠心病等患者不宜饮用。女性月经期间慎用活血类食物。

（1）桂花心粥：粳米 50 克，桂花心 2 克，茯苓 2 克。桂花心、茯苓放入锅内，加清水适量，用武火烧沸后，转用文火煮 20 分钟，滤渣，留汁。粳米淘净，汤汁放入锅内，加适量清水，用武火烧沸后，转用文火煮，至米烂成粥即可。每日 1 次，早晚餐服用。

（2）桂圆石斛汤：桂圆 5～10 个，石斛 10 克，白糖少许，桂圆去壳，同石斛一起放锅中，加水，加白糖，小火烧沸一刻钟即可，不可久煮，作点心吃。

足浴保健：用蒲黄、五灵脂、丹参、沉香、砂仁等适量煎水足浴。

中医预防保健：采用指揉法按揉期门穴、血海穴，每个穴位2～3 分钟，每天 1～2 次。

（二）预防通识

1. 重视精神调摄，保持心情愉快，劳逸结合。对于情志因素导致胃痛者，需加心理疏导，解除影响因素，应设法释放压力，改变生活习惯。

2. 顺应四季气候变化，调整生活起居，秋冬季节应特别注意保暖防寒。

3. 饮食要有规律，避免各种刺激性食物，饮食清淡，营养均衡，勿暴饮暴食。

4. 慎用损伤胃黏膜的药物。

5. 居室宜温暖舒适，不宜在阴暗、寒冷的环境中长期工作和生活。衣着宜宽松，注意保暖，保持大便通畅。不宜贪图安逸，宜在阳光充足的时候进行户外活动。

第十四节 慢性腹泻易患人群中医养生保健

一、慢性腹泻的易患人群

慢性腹泻是临床上常见的症状,可因多种疾病而引起。腹泻是指排便次数明显超过平日习惯的频率,粪质稀薄,每日排粪量超过200 g,或含未消化食物或脓血。慢性腹泻指病程在两个月以上的腹泻或间歇期在2～4周内的复发性腹泻。

慢性腹泻易患人群有以下几种:

第一种人:不能吃辛辣、生冷的食物,甚至连牛奶、啤酒、火锅、海鲜都不能吃、不敢吃,一吃就拉肚子。这种人往往自认为对某些食物"过敏",没有口福。

第二种人:经常出差、旅游,一到外地就拉肚子。这种人往往认为自己"水土不服"。

第三种人:工作压力大,一紧张、一到关键时候就想往厕所里跑。这种人往往搞不明白自己为什么无缘无故也会拉肚子,在厕所里一待就是老半天,往往还拉不出、拉不爽。

第四种人:长期患病的人,年老体弱或久病损伤肾阳,肾阳不足则不能温煦脾土,运化失常,而成腹泻。

二、腹泻易患人群的中医分类及养生保健

（一）中医分类及相关养生保健技术

1. 气虚质

体征表现：大便时溏时泻，反复发作，病程比较长，稍有饮食不慎，或多进油腻食物，大便次数即明显增多，夹有未消化食物，饮食减少，或纳后脘闷腹胀不舒，面色萎黄无华，肢体倦怠乏力，舌淡苔薄，脉濡缓而弱。

药膳调补：宜选用性平偏温、健脾益气的食物，如大米、小米、南瓜、胡萝卜、山药、大枣、香菇、莲子、白扁豆、黄豆、豆腐、鸡肉、鸡蛋、鹌鹑（蛋）、牛肉等。尽量少吃或不吃空心菜、槟榔、生萝卜等耗气的食物。不宜多食生冷苦寒、辛辣燥热的食物。

（1）莲子（去心）50 克，先煮成半熟，再与粳米（或糯米）同煮粥，加白糖调味食用。有补脾益肾，养心安神，涩肠止泻，抗衰老作用。适用于年老体弱，脾虚慢性腹泻，大便溏稀，失眠梦多，夜多小便等症。大便燥结或感冒发热者不宜食用。

（2）黄芪粥：生黄芪 30～60 克，浓煎后去渣取汁，粳米 100 克同煮粥，煮熟后加入适量红糖、陈皮一克，再煮沸食用。有补中益气，健脾养胃，消肿利水作用。

（3）糯米山药莲肉粥：糯米 100 克、莲肉 30 克、淮山药粉 30 克、大枣 10 枚。将糯米、莲肉、大枣洗净后放于锅内，加水适量煮沸，然后用文火焖至成粥，再入山药粉并搅拌，稍煮片刻即可食用。吃时随自己口味加糖。

足浴保健：用党参、白术、扁豆、苡仁、茯苓、木香、砂仁、陈皮等

适量煎水足浴。

中医预防保健可采用：

捏脊法：两只手沿着脊柱两旁，由下而上连续捏提肌肤，自尾骶部位开始，边捏边向前推进，一直捏到大椎，重复3～5遍以后再按揉肾俞2～3次，再加捏大肠俞（见穴位附图3）、脾俞、三焦俞（见穴位附图3）。

揉腹法：躺在床上，双腿弯曲，将一手掌放在肚脐正上方，用拇指以外的四指指向腹部，从右到左沿着结肠走向按摩。当按摩至左下腹的时候，应该适当加强指的压力，每次10分钟左右。揉腹和腹部按摩可以随时进行，一般可以选择晚上入睡前或者晨起的时候。揉腹前应该排空小便，不适合在过饱或者过于饥饿的情况下进行。

2. 阳虚质

体征表现：病程日久，腹泻多在黎明前后，先是脐下隐痛，继而肠鸣而泻，完谷不化，泻后则安。腹部喜暖，时或作胀，食欲不振，伴有腰膝酸软，形寒畏冷，舌淡苔薄，脉沉细。

药膳调补：宜选用甘温补脾阳、温肾阳为主的食物，如羊肉、鸡肉、带鱼、黄鳝、虾、刀豆、韭菜、茴香、核桃、栗子、腰果、松子、红茶、生姜等。少食生冷、苦寒、黏腻食物，如田螺、螃蟹、海带、紫菜、芹菜、苦瓜、冬瓜、西瓜、香蕉、柿子、甘蔗、梨、绿豆、蚕豆、绿茶、冷冻饮料等。

鲫鱼羹：大鲫鱼1 000克，鱼腹内装入陈皮、缩砂仁、胡椒各10克，大蒜2头，泡辣椒10克，食盐、葱、酱油适量，将鲫鱼入油锅内煎熟，加入适量水，用小火炖煮成羹即成，空腹食用。有醒脾暖胃作用。适用于脾胃虚寒之慢性腹泻、慢性痢疾等症。

足浴保健：用肉蔻、补骨脂、吴茱萸、五味子、附子、炮姜、党参、白术等适量煎水足浴。此外用 40 度水并倒入少量白酒（20 ml）泡脚可以刺激脚底穴位，补虚。

中医预防保健可采用：用搓热的手心捂住大椎穴、肾俞穴按摩或者用针灸刺激大椎穴可以有效益气壮阳。

3. 气郁质

体征表现：腹泻发作常和情绪波动有关，每于抑郁、愤怒或精神紧张之时，肠鸣攻痛，腹痛即泻，泻后痛缓，矢气频作。平时可见胸胁胀闷，嗳气食少，舌淡红，脉弦。

药膳调补：宜选用具有理气解郁作用的食物，如黄花菜、菊花、玫瑰花、茉莉花、大麦、金橘、柑橘、柚子等。少食收敛酸涩的食物，如石榴、乌梅、青梅、杨梅、草莓、杨桃、酸枣、李子、柠檬、南瓜、泡菜等。

玫瑰花乌梅饮：玫瑰花 3 克、乌梅 15 克。将干玫瑰花研细粉备用；将乌梅放入锅内，加水适量，煎成浓汁，捞去皮、核，加糖适量，即成乌梅酱。服法可将玫瑰花粉先放入嘴里，再用浓乌梅酱送服，每日 1～2 剂，以饭前空腹服为好。

足浴保健：用白芍、防风、白术、陈皮、枳壳、乌药、玫瑰花、木瓜等适量煎水足浴。

中医预防保健：每天掌心击打胸口十几次，或 5 分钟推腹法（平躺，掌根从胃口向下推至肚脐）都可以帮助你"如释重负"。以拉伸，舒展运动为主，推荐瑜伽、太极、各种舞蹈等。也可多多旅游，寄情山水。

（二）预防通识

1. 注意饮食卫生，不暴饮暴食，不吃腐败变质食物，不喝生水等。腹泻病人饮食要清淡易消化,不宜吃甜、冷、肥腻的食物。饮食应有节制,忌食肥甘厚味,过于油腻饮食往往使腹泻加重。忌生冷瓜果。

2. 慢性腹泻病人,应加强锻炼身体,以增强体质,如体操、太极拳、气功等。

3. 注意保暖,慎起居,护腰腹,避免受寒。

4. 平时要保持心情舒畅,避免精神刺激,解除各种精神压力。

第十五节　慢性便秘易患人群中医养生保健

一、慢性便秘的易患人群

便秘是临床常见的复杂症状,而不是一种疾病,主要是指排便次数减少、粪便量减少、粪便干结、排便费力等。必须结合粪便的性状、本人平时排便习惯和排便有无困难作出有无便秘的判断。如超过 6 个月即为慢性便秘。

慢性便秘常表现为:便意少,便次也少;排便艰难、费力;排便不畅;大便干结、硬便,排便不净感;便秘伴有腹痛或腹部不适。部分患者还伴有失眠、烦躁、多梦、抑郁、焦虑等精神心理障碍。

日常生活中有 7 类人群,容易患慢性便秘。

(1) 家庭中三代以内出现过便秘亲属的家族性便秘人士。

(2) 需要经常参加应酬的商务人士,白领,长期久坐,或者饮食不规律、爱吃辛辣刺激食物、酗酒等,会导致便秘的发生。

(3) 工作中长时间站立或坐着、需要憋便的人士(如司机、教师、IT从业者等)。

(4) 肥胖、不运动的人士,以及曾经服用含有大黄、番泻叶等泻药产品进行减肥的人士。

(5) 孕期或产期的出现排便困难的女性。

(6) 长期患有痔疮、肛裂,高血压、糖尿病、高血脂及心脑血管病等基础病的人士。

(7) 老年人,老人便秘主要因为其脏器功能发生生理性衰退,肠道蠕动能力下降。

二、慢性便秘易患人群的中医分类及养生保健

(一) 中医分类及相关养生保健技术

1. 气虚质

体征表现:虽有便意,但临厕无力努挣,挣则汗出气短,大便多不干硬。或先干后溏。易出汗,气短,便后疲惫乏力,腹无胀痛,面色㿠白,神疲气怯,舌质淡,苔薄白,脉虚。

药膳调补:宜选用性平偏温、健脾益气的食物,如大米、小米、南瓜、胡萝卜、山药、大枣、香菇、莲子、白扁豆、黄豆、豆腐、鸡肉、鸡蛋、鹌鹑(蛋)、牛肉等。不宜多食生冷苦寒、辛辣燥热的食物。

(1) 红薯蘸蜂蜜:红薯半斤,蜂蜜适量。将红薯洗净煮熟,蘸蜂蜜食,可常服。

（2）牛奶粳米粥：牛乳150克，大米50克，白糖适量。将大米煮成粥，入牛乳及白糖，再煮片刻，空腹服食。

（3）杏仁芝麻粥：杏仁10克，黑芝麻20克，大米50克，冰糖适量。前三味加水煮成粥，入冰糖溶化后服食。

（4）莲藕粳米粥：莲藕250克，大米30克。将莲藕洗净切碎，入沸米粥中煮熟，加油盐等，早晨空腹服食。

（5）黄芪玉竹煲兔肉：黄芪15克，玉竹12克，兔肉适量。加水煮熟，用盐调味服食。

足浴保健：用黄芪、党参、当归、火麻仁、陈皮、白术等适量煎水足浴。

中医预防保健：每天清晨排便前，用拇指分别按压双侧支沟穴（见穴位附图18），由轻到重，按摩至指压处有酸麻胀痛感，10～15分钟后即感肠蠕动加强而产生便意，即可顺利排便。若1次效果不佳，可继续进行直到排便。10次为一疗程。

2. 阳虚质

体征表现：大便艰涩，排出困难，腹中或有冷痛，面色㿠白，小便清长，四肢不温，喜热恶冷，舌质淡，苔白润，脉沉迟。

药膳调补：忌食生冷，多吃温热。果品类适宜荔枝、榴莲、樱桃以及龙眼肉、板栗、大枣、核桃、腰果、松子等。蔬菜类适宜生姜、韭菜、辣椒、南瓜、胡萝卜、山药、黄豆芽等。肉食类适宜羊肉、牛肉、狗肉、鹿肉、鸡肉等。水产类适宜虾、黄鳝、海参、鲍鱼、淡菜等。调料类适宜麦芽糖、花椒、姜、茴香、桂皮等。

（1）杏仁当归炖猪肺：杏仁15克，当归15克，猪肺250克。制法：将猪肺洗净切片，在沸水中余后捞起，与杏仁、当归同放入砂锅内，加清水适量煮汤，煮熟后调味即可。功效：温通开秘。用法：

每日 1 次,吃猪肺饮汤。可连续食用数日。

（2）锁蓉羊肉面:锁阳 5 克,肉苁蓉 5 克,羊肉 50 克,面粉 200克。制法:水煎锁阳、肉苁蓉,去渣留汁,待凉,以药汁和面做面条,用羊肉汤煮面,加葱、盐等调味即成。功效:温阳通便。用法:每日1 剂,分两次服完。

（3）苁蓉羊肾:肉苁蓉 30 克,羊肾 1 对。制法:羊肾剔去筋膜细切,用酱油、淀粉、黄酒拌匀稍腌渍。肉苁蓉加水适量;煮 20 分钟,去渣留汁。再入羊肾同煮至水沸,加葱、姜、盐、味精、香油调味即成。功效:温阳通便。用法:每日 1 次,分早晚2 次服完。

足浴保健:用吴茱萸、党参、干姜、黄芪、桂枝、芍药、人参、鹿茸、附子、沉香、锁阳、杜仲等适量煎水足浴。

中医预防保健可采用:①温灸中脘、内关、足三里、大椎、脾俞、神阙等穴位,时间以 30 分钟为宜;②将盐炒热外敷于中脘处。

3. 血虚质

体征表现:大便干结如栗,排解困难,面色萎黄无华,头晕目眩,心悸健忘,或颧红耳鸣,舌质淡红,脉细。

药膳调补:宜选用具有理气解郁作用的食物,如黄花菜、菊花、玫瑰花、茉莉花、大麦、金橘、柑橘、柚子等。少食收敛酸涩的食物,如石榴、乌梅、青梅、杨梅、草莓、杨桃、酸枣、李子、柠檬、南瓜、泡菜等。

（1）松子粥:松子仁 15～20 克,粳米 60 克。制法:松子仁研碎,同粳米煮粥。功效:养阴润肠。用法:每日 2 次,或随意食之。

（2）柏子仁炖猪心：柏子仁 15 克，猪心 1 个。制法：将柏子仁放入猪心内，隔水炖熟，切片，加酱油少许调味。功效：养血滋阴，润肠通便。用法：佐餐食用。

（3）桑葚地黄蜜膏：桑葚 500 克，生地黄 200 克，蜂蜜适量。制法：将桑葚、生地加水适量煎煮。每 30 分钟取煎液 1 次，加水再煎，共取煎液 2 次。合并煎液，再以小火煎熬浓缩至较稠黏时，加蜂蜜 1 倍，至沸停火，待冷装瓶备用。功效：养阴清热，润肠通便。用法：每日 2 次，每次 1 汤匙；以沸水冲化。

（4）香蕉蘸黑芝麻：香蕉 500 克，黑芝麻 25 克。制法：用香蕉蘸炒至半生的黑芝麻嚼吃。功效：养阴清热，润肠通便。用法：每日分 3 次食完。

足浴保健：用当归、生地、黑芝麻、肉苁蓉、首乌、火麻仁等适量煎水足浴。

中医预防保健：一指禅推中脘、大横、关元约 3 分钟；顺时针方向摩腹约 1 分钟；顺时针方向揉小腹约 100 次（由轻到重，再由重到轻）；按揉中脘、大横、天枢、大巨（见穴位附图 5）、水道、足三里各 5～10 分钟，以酸胀或有传导感为度。

（二）预防通识

1. 重视精神调摄，保持心情愉快，劳逸结合。

2. 避免进食过少或食品过于精细、缺乏残渣、对结肠运动的刺激减少。

3. 避免排便习惯受到干扰。由于精神因素、生活规律的改变、长途旅行过度疲劳等未能及时排便的情况下，易引起便秘。

4. 避免滥用泻药。滥用泻药会使肠道的敏感性减弱，形成对某些泻药的依赖性,造成便秘。

5. 合理安排生活和工作,做到劳逸结合。适当的文体活动,特别是腹肌的锻炼有利于胃肠功能的改善,对于久坐少动和精神高度集中的脑力劳动者更为重要。

6. 养成良好的排便习惯,每日定时排便,形成条件反射,建立良好的排便规律。有便意时不要忽视,及时排便。排便的环境和姿势尽量方便,免得抑制便意、破坏排便习惯。

7. 建议每天至少喝 6 杯 250 毫升的水,进行中等强度的锻炼,并养成定时排便的习惯(每天 2 次,每次 15 分钟)。睡醒及餐后,结肠的动作电位活动增强,将粪便向结肠远端推进,故晨起及餐后是最易排便的时间。

8. 及时治疗肛裂、肛周感染、子宫附件炎等疾病,泻药应用要谨慎,不要使用洗肠等强烈刺激方法。

9. 便秘的自我点穴按摩方法

腹部按摩:早上醒来后不要立即起床,深呼吸 3 次,然后进行腹部自我按摩。仰卧,松开裤带,两掌搓热后,右手平放在右下腹部,向上推至右肋下部,顺着脐上方横过腹部,至左下腹,在该处作深而慢的揉按,然后推到原处即是一圈,即腹部顺时针方向按摩,也就是顺肠蠕动方向按摩,每天按摩 10 分钟左右,以自觉按摩后有肠蠕动为最佳状态。

第十六节　小儿遗尿人群中医养生保健

小儿遗尿,是指 5 岁以上儿童,在睡眠中不自觉地小便自遗尿床。一般 4 岁时仅 20％有遗尿，10 岁时 5％有遗尿，有少数患者遗尿症状持续到成年期。

小儿遗尿人群中医分类及养生保健

（一）中医分类及相关养生保健技术

1. 气虚质

体征表现：夜间睡眠中尿床，尿量不多，面色黄，缺少光泽，形体消瘦，精神不好，容易倦劳，没有力气，吃饭少，大便常常浆糊状，容易出汗或夜间出汗，舌质淡，脉缓。

药膳调补：适宜小米、粳米、糯米、黄豆及豆制品、薯类、山药、圆白菜、南瓜、菜花、佛手、四季豆、荔枝干、肉白果、韭菜、猪腰、猪膀胱、猪肝、猪肉、莲子、板栗、山药、芡实、金樱子、桃、杏、桂圆、苹果等食物。

足浴保健：用黄芪、覆盆子、党参、白术、金樱子、益智仁、桑螵蛸、当归、山药、五味子、石菖蒲、莲心适量煎水足浴。

中医防治保健可用：按揉足三里、三阴交、肾俞、膀胱俞（见穴位附图 3）、气海、关元、中极（见穴位附图 4）、中脘等。

2. 阳虚质

体征表现：夜间小便次数多，常睡眠中尿床，一夜可发生 1～2 次或更多，有时做梦小便尿床。小便清，小儿面色白，没有光泽，怕冷，手脚不温，腰酸脚软，舌质淡，脉沉迟无力。

药膳调补：小米、粳米、糯米、黄豆及豆制品、薯类、山药、圆白菜、南瓜、菜花、佛手、四季豆、糯米、鸡内金、鱼鳔、莲子、韭菜、黑芝麻、桂圆、乌梅、狗肉、黑豆、猪肾、枸杞子、羊肉、虾、雀肉、龟肉、田鸡、狗肾、猪膀胱、鸡肠、猪脊骨、塘虱鱼、茼蒿、桃、杏、苹果等。

足浴保健:用益智仁、乌药、山药、黄芪、桂枝、韭子、破故纸、白术、覆盆子、煅龙骨、菟丝子、熟地、桑螵蛸、党参、附子适量煎水足浴。

中医防治保健:针刺关元、足三里、三阴交、中极、膀胱俞等。按摩肾俞、膀胱俞、脾俞、中极、关元、气海、三阴交等穴位。

其他:(1)用补骨脂研细末 0.3 克,置入脐中,纱布覆盖,绷带包扎,2 天换药 1 次。(2)取五倍子 3 克、何首乌 3 克,研细末,用醋调和,敷于脐中,纱布覆盖,胶布固定,每晚敷 1 次,连敷 3～5 天。

3. 湿热质

体征表现:夜间睡眠中尿床,小便颜色黄,臭气重,脾气急躁,有的手脚心特别热,口唇红,苔薄黄,脉滑数。

药膳调补:粳米、糯米、薏米、山药、莲子、鸡内金、豆腐、银耳、绿豆、赤豆、鸭肉、猪膀胱等。

足浴保健:丹皮、黑山栀、柴胡、白芍、当归、炒白术、茯苓、石菖蒲、桑螵蛸、益智仁、煅牡蛎、龙胆草、山栀、木通、柴胡、生地、黄柏、知母、麦冬、淮山药适量煎水足浴。

中医防治保健:取关元、中极、气海、肾俞、膀胱俞、足三里、三阴交、曲骨、阴陵泉针灸。

(二) 预防通识

培养患儿按时排尿的习惯及合理的生活习惯,白天不宜贪玩,防止过度疲劳,晚睡前不宜饮水过多,夜间定时叫醒患儿起床排尿。积极预防与治疗引起遗尿的原发疾病。同时嘱患儿家长,对遗尿患儿应关心、体贴,不宜嘲笑打骂,避免精神刺激,并鼓励患儿消除自卑感,树立战胜疾病的信心。

1. 宜忌食物

饮食宜进:

(1) 一般说来,遗尿的患儿体质多虚,平时常常吃一些具有补肾缩尿功能的食物,如羊肉、狗肉、虾、雀肉、龟肉、田鸡、狗肾、猪膀胱、鸡肠、猪小肚、虾仁、韭菜、黑豆、荔枝、桂圆、白果、核桃、栗子、山药、芡实、猪脊骨、塘虱鱼、茼蒿等。宜食健脾补肾的药粥,如山药、芡实、莲子、苡米、金樱子等煮的粥。以上食物可以选择一、二种吃一段时间,或吃几天,换一种食物吃。

(2) 饮食不宜过咸或过甜,少吃或不吃生冷食物。

(3) 晚饭菜中少放盐,夜饭少吃汤、饮料及高蛋白食物。

饮食宜禁:

禁牛奶、巧克力、柑、橘:美国学者对小儿遗尿的原因进行深入的研究后提出,饮食中牛奶、巧克力和柑橘类水果过量,是造成小儿夜间遗尿的主要原因,其中牛奶过量造成的遗尿达60%。只要停止进食上述食物,遗尿现象可减轻,或消失。究其原因,主要是这些食物在小儿体内可以产生变态反应,使膀胱壁膨胀,容量减少,并能促进平滑肌变得粗糙,产生痉挛。同时,这一变态反应会引起小儿睡得过深,在有尿时不能醒来,导致遗尿。

勿吃辛辣、刺激性食物:小儿神经系统发育不成熟,容易兴奋,食用这类食物后,可使大脑皮质的功能失调,容易发生遗尿。

白天适当多喝水:对于遗尿小儿者,白天不要限制其饮水量,要求患儿每日至少有1次随意保留尿液到有轻度胀满不适感,以锻炼膀胱功能。

晚上少喝水，或不再喝水：下午 4 时以后，督促小儿控制饮水量，不吃稀薄食物，晚饭尽量少喝汤水，以免加重肾脏负担，减少夜间排尿量。

不吃多盐、多糖和生冷食物：多盐多糖都可引起多饮多尿，生冷食物可削弱脾胃功能，对肾无益。

勿吃玉米、薏苡仁、赤小豆、鲤鱼、西瓜：这些食物因味甘淡，有利尿作用，可加重遗尿病情，故应忌食。

2. 误区

误区一：尿床会自愈，不用治，有些家长甚至拖到孩子十几岁时才带孩子去看医生。一些统计数据表明，10 岁以上尿床发生率高于 10%，这足以说明很多的尿床孩子没能自愈。临床证实，晚治疗不但会错过最佳治疗时机，还会加大治疗难度，增加治疗费用，所以越早治疗越好。

误区二：病急乱用药，自行从药店购药，甚至乱用土方，不但延误了最佳治疗时机，而且乱用药物还可能对孩子的身体造成很大的影响。因为每个孩子尿床的原因是不同的，有膀胱容量太小、尿液产生太多、抗利尿激素水平不足以及遗传、心理因素等不同的原因，所以一种药、一个土方仅仅能适合一部分的病人，家长必须带小孩去看医生，让医生来决定什么药适合于你的小孩。

误区三：治病求急、求快。彻底的治愈需要一定的时间、疗程，而很多家长治疗求急、求快，反而欲速则不达。一般是要 2 到 3 个月，严重的要半年左右。

误区四：忽视心理治疗。尿床孩子表面上满不在乎，其实心理压力还是蛮大的。如果小孩晚上没有尿床，早上那股轻松劲就能说明一切。因此,不要给孩子灌输劣等感的想法,不要过分刺激孩子敏感的神经,要尊重孩子的隐私,给孩子一些自尊。

误区五:单纯依靠药物。除了心理方面的辅导外,训练、生活管理等都可以起到明显的辅助作用,对有些患儿甚至起着决定性的作用,所以必须在医生的指导下进行以上各项措施的执行,做到综合的治疗,以达到最佳的治疗效果。

第十七节　慢性盆腔炎易患人群中医养生保健

一、慢性盆腔炎的易患人群

慢性盆腔炎指女性内生殖器及其周围的结缔组织、盆腔腹膜发生慢性病变引起的症状和体征。其主要表现为:腰腹疼痛、白带增多、月经紊乱及不孕等。患者全身症状可不明显,有时可有低热、易感疲乏;如病程长,部分患者可有精神不济、失眠等神经衰弱症状。还可能有以下症状:下腹胀坠、疼痛及腰骶部酸痛,常在劳累时、性交后、排便时及月经前后加剧;月经过多或紊乱、痛经及白带下增多;输卵管粘连堵塞时可致不孕。

慢性盆腔炎的易患人群有:

孕妇、产妇及经期不注意个人卫生的妇女。

中医认为乃湿热内蕴或外感风邪或病后邪气未除,淤积胞中以致脏腑功能失调、气滞血瘀、经络郁滞冲任受损所致。炎症反复发作,严重影响妇女的身心健康。

二、慢性盆腔炎易患人群的中医分类及养生保健

(一) 中医分类及相关养生保健技术

1. 气虚质

体征表现:少腹坠痛,少气乏力,心悸怔忡,月经量少,甚或闭经,或月经失调。舌淡红或尖有瘀点、瘀斑,苔薄,脉细涩。

药膳调补:可用益母草 30 g、生姜 3 片、红糖 15 g 煎水服,亦可用三七、鳖甲炖瘦肉。忌辛辣酸涩食物,以免碍血畅行。

中医预防保健可采用:艾灸、体针、拔罐、穴位敷贴。

2. 阴虚质

体征表现:少腹疼痛,绵绵不休,白带增多,腰脊酸楚,头晕目眩,神疲乏力。舌暗或有瘀点,苔薄,脉沉细。

药膳调补:①生地 30 克,粳米 30～60 克。将生地洗净切片,用清水煎煮 2 次,共取汁 100 毫升。用粳米煮粥,待八成熟时入药汁,共煮至熟。食粥,可连服数日。②鸽蛋 5 个,阿胶 30 克。先将阿胶置碗中,入清水适量,无烟火上烤化,趁热入鸽蛋和匀即成。早晚分作 2 次食用,可连续服用至病愈。

中医预防保健可采用:艾灸、体针、拔罐、穴位敷贴。

3. 湿热质

体征表现:低热起伏,少腹隐痛或腹痛拒按,带下增多,色黄黏稠或有秽气,尿赤便秘,口干欲饮。舌红,苔黄腻,脉弦数。

药膳调补:宜多食清热利湿之品,如绿豆汤、薏苡仁粥、扁豆、冬瓜、芹菜、西瓜、雪梨,亦可用土茯苓、茵陈等煲瘦肉,忌辛辣、油腻、甜黏助湿之品。

中医预防保健可采用:艾灸、体针、拔罐、穴位敷贴。

4. 血瘀质

体征表现:少腹胀痛、刺痛,白带增多,行经腹痛,量多有血块,瘀块排出则痛减,经前乳房胀痛,情志抑郁。舌暗,有瘀点或瘀斑,苔薄,脉弦涩。

药膳调补:①山楂 30 克,佛手 15 克,苦荬菜 60 克,加水同煎,每日 1 剂,连服 7~8 剂。②败酱草 30 克,佛手、玫瑰花各 10 克,水煎服。每天 1 剂,连服 5~6 天。

中医预防保健可采用:艾灸、体针、拔罐、穴位敷贴。

(二) 预防通识

注意经期、孕期、产褥期卫生保健,避免感染。平时饮食清淡,忌辛辣燥热之品。劳逸结合,增加营养,增强体质,提高免疫力。

1. 注意个人卫生:正常情况下,分泌物本身就具有自净和防御功能,过度冲洗反而破坏了这种天然的保护层,导致细菌感染。清洁的方法不对,也会给疾病可趁之机,如长时间的盆浴等。

2. 中医按摩:(1)预备式;(2)揉按脾俞穴、胃俞穴;(3)揉按肾俞穴;(4)搓擦腰骶;(5)团摩下腹;(6)揉按中脘穴;(7)揉按关元穴;(8)搓大腿内侧;(9)合按内关穴、外关穴;(10)按揉足三里穴;(11)揉按三阴交穴。

3. 注意劳逸结合:适当地学一些强身体操,如太极拳、太极剑等,以促进康复。同时还要注意避孕,节制夫妻生活,以减少人流手术及其他对宫腔的创伤,防止细菌再次侵入而加重病情。

4. 饮食注意:食清淡易消化食品,如赤小豆、绿豆、冬瓜、扁豆、马齿苋等,应多食具有活血理气散结之功效食品,如山楂、桃仁、果丹皮、橘核、橘皮、玫瑰花、金橘等。适当补充蛋白质,如瘦猪肉、鸭、鹅和鹌鹑等。

第十八节　乳腺增生易患人群中医养生保健

一、乳腺增生的易患人群

此病发病原因多与脏腑机能失调、气血失和有关,病变脏腑责之肝脾,尤其是脾土虚弱之人,或过食辛辣肥甘厚味,损伤脾土,而致脾土运化功能失常,聚湿为痰;或天生性格内向,情绪压抑,好生闷气或性情急躁、动则易怒或因七情所伤,忧思过度,而致肝失疏泄、郁而成痰等。这些均可导致痰湿结聚、气血凝滞而形成肿块。

乳腺增生易患人群常见以下情况者:

(1) 长期精神压抑的妇女。

(2) 至 50 岁还未停经的妇女。

(3) 饮食结构不合理的妇女。

(4) 长期服用含雌激素保健品、避孕药或多次流产的妇女。

二、乳腺增生易患人群的中医分类及养生保健

（一）中医分类及相关养生保健技术

1. 气郁质

体征表现：月经先期或行经期乳房肿痛，随喜怒消失，一侧或双侧可扪及大小不等的串珠状节结，肿块多为绿豆大节结，或成粗条索状。质韧不坚硬，按之可动，不与深部组织粘连，境界不清，月经周期不足，经量较多，胸闷嗳气，精神抑郁，心烦易怒。

药膳调补：宜选用高纤维、低脂肪的食物，宜食橘叶、橘核、橘络、橘饼、陈皮、青皮、海带、紫菜、海藻、牡蛎、贝母、全瓜蒌、佛手、玫瑰花、绿梅花、代代花等具有疏肝理气、化痰散结功效的食物及药食兼用品。

（1）青皮山楂粥：将青皮 10 克、生山楂 30 克分别洗净，切碎后一起放入砂锅，加适量水，浓煎 40 分钟，用洁净纱布过滤，取汁待用。将粳米 100 克淘洗干净，放入砂锅，加适量水，用小火煨煮成稠粥，粥将成时，加入青皮、山楂浓煎汁，拌匀，继续煨煮至沸，即成。早、晚分食。

（2）香附路路通蜜饮：将香附 20 克、路路通 30 克、郁金 10 克、金橘叶 15 克洗净，入锅，加适量水，煎煮 30 分钟，去渣取汁，待药汁转温后调入蜂蜜 30 毫升，搅匀即成。

中医预防保健可采用：

（1）针刺治疗：取穴以膻中、合谷、足三里等为主穴。肝郁气结者配太冲等。

（2）拔罐治疗：穴位选择合谷、期门、肝俞等，背部膀胱经。调理方法：背部膀胱经先闪罐后走罐，以上穴位留罐 15～20 分钟。

（3）按摩法：推抚法和揉压法。

2. 阳虚质

体征表现：乳房有肿块，经前或经期疼痛加重，经行后减轻或消失，经期多后延，经痛不剧，经量少，身倦无力，腰酸肢冷，少腹畏寒，日久失治者，少数可发生癌变。

药膳调补：肉苁蓉归芍蜜饮

将肉苁蓉15克，当归10克，赤芍10克，柴胡5克，金橘叶10克，半夏10克分别拣去杂质，洗净，晾干，切碎，同放入砂锅，加适量水，浸泡片刻，煎煮30分钟，用洁净纱布过滤，取汁放入容器，待其温热时，加入蜂蜜30毫升，拌和均匀即成。上、下午分服。

中医预防保健可采用：

（1）针刺治疗：取穴以膻中、合谷、足三里等为主穴。

（2）按摩法：推抚法和揉压法。

（二）预防通识

保持心情的舒畅、情绪的乐观是乳腺增生的最好防御武器。

1. 心理上的治疗非常重要。因缺乏对乳腺增生的正确认识，产生不良的心理因素，如过度紧张、刺激、忧虑、悲伤，造成神经衰弱，会加重内分泌失调，促使增生症的加重，故应解除各种不良的心理刺激。对心理承受差的人更应注意少生气，保持情绪稳定，开朗心情，有利增生早康复。

2. 改变饮食习惯。少吃油炸食品、动物脂肪、甜食，不过多进补食品，要多吃蔬菜和水果类，多吃粗粮。黑黄豆最好，多吃核桃、黑芝麻、黑木耳、蘑菇。

3. 生活要有规律、劳逸结合，保持性生活和谐。

4. 多运动，防止肥胖，提高免疫力。

5. 禁止滥用避孕药及含雌激素美容用品,不吃用雌激素喂养的鸡肉、牛肉。

6. 注意避免人流,产妇多喂奶,能防患于未然。

7. 自我检查和定期复查。

8. 明确诊断,根据病情制定合理的治疗方案。目前专科采用中药综合治疗,有了突破性进展,效果较为显著。如乳腺囊肿,不论大小,无论病程长短,用药后均可在2周左右消失。对乳腺增生,及时调整内分泌,肿块、胀痛可消除。对急性乳腺炎,用药后即可缓解疼痛。

9. 饮食禁忌。忌烟、酒、咖啡、可可等;忌葱、蒜、椒、桂皮等辛辣刺激性食物;忌肥腻、油煎、霉变、腌制食物;忌公鸡、鹅、猪头肉等发物。

第十九节　痛经症易患人群中医养生保健

一、痛经症的易患人群

痛经,系指经期前后或行经期间,出现下腹部痉挛性疼痛,并有全身不适,严重影响日常生活者。痛经分原发性和继发性两种。

原发性痛经:经过详细妇科临床检查未能发现盆腔器官有明显异常者,也称功能性痛经。病因目前尚未完全明了。多见于子宫发育不良、宫颈口或子宫颈管狭窄、子宫过度屈曲,使经血流出不畅,造成经血潴留,从而刺激子宫收缩引起痛经。原发性痛经多能在生育后缓解。

继发性痛经:多见于生育后及中年妇女,因盆腔炎症、肿瘤或子宫内膜异位症引起。内膜异位症系子宫内膜组织生长于子宫腔以外,如子宫肌层、卵巢或盆腔内其他部位,同样有周期性改变及出血,月经期间因血不能外流而引起疼痛,并因与周围邻近组织器官粘连,而使痛经逐渐加重。

痛经症的易患人群有:

(1) 青春期少女和未产妇;

(2) 存在压力性焦虑的,如升学压力、工作压力等;

(3) 肥胖人群;

(4) 有痛经家族史;

(5) 初潮较早,月经量过多;

(6) 存在不规则子宫出血;

(7) 存在吸烟等不良生活习惯。

二、痛经易患人群的中医分类及养生保健

(一) 中医分类及相关养生保健技术

1. 气虚质

体征表现:经后一两天或经期小腹隐隐作痛,或小腹及阴部空坠,喜揉按,月经量少,色淡质薄,或神疲乏力,或面色不华,或纳少便溏,舌淡,脉细弱。

药膳调补:

（1）黑豆大枣汤：益气养血，调经止痛。

配料及做法：黑豆 100 g，大枣 50 g，红糖 20 克。将黑豆、大枣加水适量，煮成粥状，加红糖调服，为 1 剂。每次月经来潮前 3 天开始服用，每日 1 剂，连服 10 剂为一疗程。

（2）当归糖水：养血，调经，止痛。

配料及做法：当归 100 g，冰糖 500 克。将当归浓煎取汁，再与冰糖一起熬成当归糖食用。

中医预防保健：

（1）按摩疗法：多选用膈俞、脾俞、肝俞、关元、足三里、三阴交等穴，每穴按摩半分钟；

（2）针法：体针选取关元、足三里、血海等，酌加配穴：肾俞、天枢等，手法运用补法；

（3）中药足浴方：白芍、当归、川芎、熟地、白术、杜仲、黄芪各 15 克，煮水泡脚。

2. 阳虚质

体征表现：由于受到寒气、湿气的入侵，如日常生活、工作的环境潮湿、阴冷，或者忽冷忽热，造成寒气下结，湿气不能顺畅排泄，形成血瘀的症状。表现为遇冷、潮湿就会加重，小腹喜温喜按，得暖痛减，月经色淡量少，伴有腰酸腿软，手足欠温，小便清长等。

药膳调补：

（1）茴香、胡椒焖牛肉：祛寒、暖胃、补虚。

配料及做法：茴香 3 克、胡椒 3 克、牛肉 30 克、绍酒 15 毫升。洗净牛肉，与茴香、胡椒、绍酒一起放入高压锅内，加水焖煮，先用武火煮 15 分钟，后改文火煮，调味，取出牛肉，切片食用。

　　(2) 当归生姜羊肉煲(冬季食用适宜)：温经散寒、活血养血、调经止痛。

　　配料及做法：当归 6 克、生姜 6 克、肉桂 1.5 克、陈皮 3 克、羊肉 250 克。将羊肉洗净，切块，与生姜、陈皮、当归同放入煲内焖煮至烂，放入肉桂 10 分钟，调味食用。

　　中医预防保健：

　　(1) 按摩疗法：多选用脾俞等穴，每穴操作半分钟；

　　(2) 针法：选取相应主穴，酌加配穴，针时用平补平泻手法；

　　(3) 中药足浴：红花、生姜等分，熬水泡脚。

　　3. 阴虚质

　　体征表现：经期或经净以后小腹绵绵而痛，腰膝酸软，头晕耳鸣，月经先后无定，量少色淡质稀，或有面红潮热，口干咽燥；舌质偏淡，苔少，脉细弱。

　　药膳调补：

　　(1) 红烧龟肉：滋阴养血，调经止痛。

　　配料及做法：草龟 1 只，红枣 10 枚，龙眼肉 10 克。洗净草龟，去壳取肉切块，与红枣、龙眼肉一起入锅，加入酱油、绍酒、砂糖、水适量。煮烂，调味食用。

　　(2) 黑豆米酒鸡蛋汤：滋补肝肾，调经止痛。

　　配料及做法：黑豆 60 克，鸡蛋 2 枚，米酒 120 毫升。将黑豆、鸡蛋同煮，蛋熟后去壳再煮，煮至豆熟加入米酒，吃蛋喝汤。

　　中医预防保健：

　　(1) 按摩疗法：多选用肝俞、脾俞、肾俞、中脘、气海、涌泉等穴，每穴操作半分钟；

　　(2) 灸法：同前。

4. 湿热质

体征表现：丰腴之人常多此证；缘于湿热之邪，与血搏结，稽留胞宫，致气血凝滞不畅，不通则痛。平素带下量多，黄稠臭秽，经前或经期小腹灼痛拒按，经量多或经期长，经色紫红，质稠或有血块。

药膳调补：

（1）金钱草茶：泄热、利湿、化瘀。

配料及做法：金钱草 20 克、郁金 12 克、蜂蜜适量。洗净上药后一起放入锅内，加水适量，煎煮取汁。加入蜂蜜，搅匀代茶饮用。

（2）茵陈山楂煎：清利湿热，活血散瘀。

配料及做法：绵茵陈 20 克、山楂子 10 克、银花 15 克、红糖适量。洗净上药，同放入锅内，加水适量，水煎取汁，加入红糖溶化后，分次饮用。

中医预防保健：

（1）针法：选取相应主穴，酌加配穴，手法用泻法；

（2）灸法：同前。

5. 气郁质

体征表现：由于情志不畅，常生气、又得不到释放，引起肝气内结，气机下沉于小腹，一段时间后造成血瘀、疼痛的症状。表现为有不顺心的事情就会加重，月经前心烦、胸闷，为小事而大发脾气，伴有乳房及胸胁部胀痛。

药膳调补：

（1）二皮蜜：行气化滞。

配料及做法：柚子 1 个、陈皮 60 克、白酒适量、蜂蜜 500 克。将柚子去肉取皮，切碎，与陈皮一起装入砂锅内，加酒适量，浸泡 6

小时,煮烂,用蜜拌匀,每天早晚各服两匙或加水冲服。

（2）砂仁猪肚汤:行气醒胃,祛瘀止痛。

配料及做法:砂仁 10 克、田七 9 克、猪肚 100 克。将猪肚用沸水洗净,刮去内膜,去除气味,与砂仁、田七一起放入锅中,加水适量,烧沸后文火煮约 2 小时。调味后饮汤吃肉。

中医预防保健:

（1）按摩疗法:三阴交、血海、天枢、期门等穴,用稍重的揉法,每次操作半分钟;

（2）针法:选取气海、三阴交等为主穴,辅以配穴,体针时运用泻法;

（3）灸法:取关元、气海、三阴交等,每次取 3 穴,于经前 3 日用艾条温和灸,每穴施灸 20 分钟,每日一次,连续治疗,4 日为一个疗程,适用于各型痛经;

（4）中药足浴方:青皮、乌药、益母草各 30 克,川芎、红花各 10 克。加入约两升水,50 毫升左右的米醋,大火煮开,再用小火煎煮 30 分钟,等药冷却至 50℃时连渣倒入盆中泡脚。

（二）预防通识

1. 学习掌握月经卫生知识:多学习一些有关的生理卫生知识,解除对月经产生的误解,消除或改善不良的心理变化,是预防痛经的首要问题。

2. 生活起居要有一定规律:生活与起居、劳作方面必须要合理安排,有一定的规律。不宜过食生冷之物,不宜久居寒湿之地,不宜过劳或过逸等,尤其是月经期更需要避免寒冷刺激、淋雨涉水、剧烈运动和过度精神刺激等。

3. 积极做好五期卫生保健:五期卫生保健是指妇女月经期、

妊娠期、产褥期、哺乳期、更年期的卫生保健。

4. 锻炼身体，提高健康水平：经常锻炼身体，能增强体质，减少和防止疾病的发生。

5. 积极进行妇科病的诊治：积极正确地检查和治疗妇科病，是预防痛经的一项重要措施。

附录一　中国公民中医养生保健素养

一、基本理念和知识

（一）中医养生保健，是指在中医理论指导下，通过各种方法达到增强体质、预防疾病、延年益寿目的的保健活动。

（二）中医养生的理念是顺应自然、阴阳平衡、因人而异。

（三）情志、饮食、起居、运动是中医养生的四大基石。

（四）中医养生保健强调全面保养、调理，从青少年做起，持之以恒。

（五）中医治未病思想涵盖健康与疾病的全程，主要包括三个阶段：一是"未病先防"，预防疾病的发生；二是"既病防变"，防止疾病的发展；三是"瘥后防复"，防止疾病的复发。

（六）中药保健是利用中药天然的偏性调理人体气血阴阳的盛衰。服用中药应注意年龄、体质、季节的差异。

（七）药食同源。常用药食两用的中药有：蜂蜜、山药、莲子、大枣、龙眼肉、枸杞子、核桃仁、茯苓、生姜、菊花、绿豆、芝麻、大蒜、花椒、山楂等。

（八）中医保健五大要穴是膻中、三阴交、足三里、涌泉、关元。

（九）自我穴位按压的基本方法有：点压、按揉、掐按、拿捏、搓擦、叩击、捶打。

（十）刮痧可以活血、舒筋、通络、解郁、散邪。

（十一）拔罐可以散寒湿、除瘀滞、止肿痛、祛毒热。

（十二）艾灸可以行气活血、温通经络。

（十三）煎服中药避免使用铝、铁质煎煮容器。

二、健康生活方式与行为

（十四）保持心态平和，适应社会状态，积极乐观地生活与工作。

（十五）起居有常，顺应自然界晨昏昼夜和春夏秋冬的变化规律，并持之以恒。

（十六）四季起居要点：春季、夏季宜晚睡早起，秋季宜早睡早起，冬季宜早睡晚起。

（十七）饮食要注意谷类、蔬菜、水果、禽肉等营养要素的均衡搭配，不要偏食偏嗜。

（十八）饮食宜细嚼慢咽，勿暴饮暴食，用餐时应专心，并保持心情愉快。

（十九）早餐要好，午餐要饱，晚餐要少。

（二十）饭前洗手，饭后漱口。

（二十一）妇女有月经期、妊娠期、哺乳期和更年期等生理周期，养生保健各有特点。

（二十二）不抽烟，慎饮酒，可减少相关疾病的发生。

（二十三）人老脚先老,足浴有较好的养生保健功效。

（二十四）节制房事,欲不可禁,亦不可纵。

（二十五）体质虚弱者可在冬季适当进补。

（二十六）小儿喂养不要过饱。

三、常用养生保健内容

（二十七）情志养生:通过控制和调节情绪以达到身心安宁、情绪愉快的养生方法。

（二十八）饮食养生:根据个人体质类型,通过改变饮食方式、选择合适的食物从而获得健康的养生方法。

（二十九）运动养生:通过练习中医传统保健项目的方式来维护健康、增强体质、延长寿命、延缓衰老的养生方法,常见的养生保健项目有太极拳、八段锦、五禽戏、六字诀等。

（三十）时令养生:按照春夏秋冬四时节令的变化,采用相应的养生方法。

（三十一）经穴养生:根据中医经络理论,按照中医经络和俞穴的功效主治,采取针、灸、推拿、按摩、运动等方式,达到疏通经络、调和阴阳的养生方法。

（三十二）体质养生:根据不同体质的特征制定适合自己的日常养生方法,常见的体质类型有平和质、阳虚质、阴虚质、气虚质、痰湿质、湿热质、血瘀质、气郁质、特禀质九种。

四、常用养生保健简易方法

（三十三）叩齿法：每天清晨睡醒之时，把牙齿上下叩合，先叩臼齿 30 次，再叩前齿 30 次。有助于牙齿坚固。

（三十四）闭口调息法：经常闭口调整呼吸，保持呼吸的均匀、和缓。

（三十五）咽津法：每日清晨，用舌头抵住上颚，或用舌尖舔动上颚，等唾液满口时，分数次咽下。有助于消化。

（三十六）搓面法：每天清晨，搓热双手，以中指沿鼻部两侧自下而上，到额部两手向两侧分开，经颊而下，可反复 10 余次，至面部轻轻发热为度。可以使面部红润光泽，消除疲劳。

（三十七）梳发：用双手十指插入发间，用手指梳头，从前到后按搓头部，每次梳头 50～100 次。有助于疏通气血，清醒头脑。

（三十八）运目法：将眼球自左至右转动 10 余次，再自右至左转动 10 余次，然后闭目休息片刻，每日可做 4～5 次。可以清肝明目。

（三十九）凝耳法：两手掩耳，低头、仰头 5～7 次。可使头脑清净，驱除杂念。

（四十）提气法：在吸气时，稍用力提肛门连同会阴上升，稍后，在缓缓呼气放下，每日可做 5～7 次。有利于气的运行。

（四十一）摩腹法：每次饭后，用掌心在以肚脐为中心的腹部顺时针方向按摩 30 次左右。可帮助消化，消除腹胀。

（四十二）足心按摩法：每日临睡前，以拇指按摩足心，顺时针方向按摩 100 次。有强腰固肾的作用。

附录二　名老中医秘方

（请勿擅自使用，必须在有资质的中医师指导下使用）

刘渡舟

刘渡舟，辽宁营口人，1917年9月20日出生，1932年拜当地名医王志远为师学医，后转从谢泗泉学习，前后七年。

‖柴胡解毒汤‖

【组成】1. 柴胡10克　2. 黄芩10克　3. 茵陈蒿12克
4. 土茯苓12克　5. 凤尾草12克　6. 草河车6克

【主治】急性肝炎或慢性肝炎活动期，表现为谷丙转氨酶会显著升高，证见口苦、心烦胁痛、厌油食少、身倦乏力、小便短赤、大便不爽、苔白腻、脉弦者。

【用法】水煎服，日一剂。

【备注】草河车即蚤休，乃常用草药。

俞慎初

俞慎初教授，男，1915年10月出生，福建福清人。系福建中医学院教授，主任医师。

‖加味五金汤‖

【组成】1. 金钱草 30 克　2. 海金砂 15 克　3. 鸡内金 10 克
4. 金铃子 10 克　5. 川郁金 10 克　6. 玉米须 15 克

【主治】肝胆结石,尿路结石,以及肝炎、胆囊炎、肾炎、肾盂肾炎、膀胱炎等。

【用法】日一剂,水煎分服。

【加减】

1. 肝胆结石,加枳壳 6 克、朴硝 6 克。

2. 大便不通,加元明粉 12 克。

3. 尿路结石,加石苇 12 克、猫须草 12 克。

4. 有绞痛者,加元胡 10 克、生甘草 3 克,以缓解疼痛。

【典型病例】

林某,男,60 余岁,1984 年 8 月就诊,患者侨居印度尼西亚 40 余年,4 年来患胆囊结石症,经常右胁部胀痛,多在清晨四五点左右。小便经常色黄如茶。因年老不愿手术,此次以家乡甲子年灯会,特返国观光,前来求治。俞氏鉴于以往多服西药,目前症状为胁痛、小便黄,乃处以加味五金汤治之。嘱其连服 30 剂,诸症消失。

【处方】金钱草 30 克、海金砂 15 克、鸡内金 10 克、金铃子 10 克、川郁金 10 克、京丹参 12 克、绵茵陈 15 克、山栀子 6 克、川黄柏 6 克、制大黄 10 克(便通停用)。

水煎服,连服 30 剂,每天 1 剂,日以金钱草、玉米须各 20 克,水煎代茶。

‖ 止咳定喘汤 ‖

【组成】1. 蜜麻黄 6 克　2. 光杏仁 5 克　3. 炙甘草 3 克
4. 紫苏子 10 克　5. 白芥子 6 克　6. 葶苈子 6 克（布包）　7. 蜜款冬 6 克　8. 蜜橘红 5 克　9. 结茯苓 10 克　10. 清半夏 6 克

【主治】急慢性支气管炎、支气管哮喘或轻度肺气肿。尤对风寒咳喘痰多者有较好的疗效。

【用法】水煎服，每日一剂。

【加减】

1. 若恶寒发热、鼻塞流涕、表证明显者，可酌加荆芥、防风、紫苏叶等。

2. 痰黏稠、咯吐不爽者，加桑白皮、浙贝母。

3. 胸闷不舒者，加瓜蒌、郁金。

4. 如痰黄之咳喘者，可加条黄芩、桑白皮、浙贝母等。

【典型病例】

患者素有哮喘症，多年来经常发作。近日不慎受凉，咳嗽不已，且见喘促气急，胸闷，痰多色白，脉细缓，舌质淡红苔白。证属外邪引动内饮致肺气不宣之喘咳，治宜宣肺平喘，止咳祛痰，予止咳定喘汤加味。

【处方】蜜麻黄 6 克、光杏仁 5 克、炙甘草 3 克、蜜款冬 6 克、浙贝母 10 克、盐陈皮 5 克、结茯苓 10 克、清半夏 6 克、紫苏子 10 克、白芥子 6 克、葶苈子 6 克（另包），水煎服。服五剂后，咳喘明显减轻，仍胸闷，上方加干瓜蒌 15 克，再进五剂后，诸症悉平。

祝谌予

祝谌予,1914 年生,男,北京市人。中医内科教授。

‖降　糖　方‖

【组成】1. 生黄芪 30 克　2. 生地 30 克　3. 苍术 15 克
4. 元参 30 克　5. 葛根 15 克　6. 丹参 30 克

【主治】气阴两虚型糖尿病。

【用法】日一剂,水煎分温服用。

【加减】

1. 尿糖不降,重用花粉 30 克,或加乌梅 10 克。

2. 血糖不降加人参白虎汤,方中人参可用党参代替,用 10 克,知母用 10 克,生石膏重用 30～60 克。

3. 血糖较高而又饥饿感明显者,加玉竹 10～15 克、熟地 30 克。

4. 尿中出现酮体,加黄芩 10 克、黄连 5 克、茯苓 15 克、白术 10 克。

5. 皮肤痒,加白蒺藜 10 克、地肤子 15 克、白鲜皮 15 克。

6. 下身搔痒,加黄柏 10 克、知母 10 克、苦参 15～20 克。

7. 失眠,加首乌 10 克、女贞子 10 克、白蒺藜 10 克。

8. 心悸,加菖蒲 10 克、远志 10 克、生龙骨 30 克、生牡蛎 30 克。

9. 大便溏薄,加薏苡仁 20 克、芡实 10 克。

10. 自觉燥热殊甚,且有腰痛者,加肉桂 3 克引火归元。

11. 腰痛、下肢痿软无力者,加桑寄生 20～30 克、狗脊 15～30 克。

罗元凯

罗元凯教授,汉族,1914 年 10 月出生于广东省南海市之西樵山。

‖理血通经汤‖

【组成】1. 吴茱萸 60 克　2. 赤芍 60 克　3. 三棱 30 克
4. 莪术 30 克　5. 红花 30 克　6. 苏木 30 克　7. 桃仁 30 克
8. 续断 60 克　9. 益母草 30 克　10. 党参 45 克　11. 香附 45 克

【主治】气滞血瘀所致闭经。症见月经数月不行,精神抑郁,烦躁易怒,胸胁胀满,小腹胀痛或拒按,舌质紫黯或有瘀点,脉沉弦或沉涩。

【用法】共研细末,每次服 12 克,用熟地 30 克、麦冬 15 克,煎汤送服,每日二次。

【典型病例】

姚某,32 岁,自然流产 4 次并清宫 4 次,术后即发闭经 8 个月,并有周期性腰酸下坠感和小腹胀痛,伴有黄色黏稠带下,大便秘结,舌质淡暗,脉象沉涩有力。观此病,因患者多次伤胎损及胞脉及肾经,又加之因清宫伤血海,致使气逆阻隔胞脉,症见腰酸下坠,小腹胀痛,带下黏稠,为血海欲泻不得,脉络不畅之症。治当活血通路、理气调经。宗本方之要,改散剂为汤剂,访后未见复发。

【处方】吴茱萸 6 克、赤芍 12 克、三棱 6 克、莪术 6 克、红花 10 克、桃仁 10 克、益母草 15 克、泽兰 10 克、水蛭 3 克、苏木 10 克、酒军 5 克。

【备注】酒军，即酒制大黄。

裘笑梅

裘笑梅主任医师，汉族，1910 年 1 月 5 日生于浙江杭州。

‖ 理气逐瘀消脂汤 ‖

【组成】1. 炒当归 9 克　2. 赤芍 9 克　3. 川芎 3 克　4. 橘红 6 克　5. 姜半夏 6 克　6. 炙甘草 3 克　7. 制香附 9 克　8. 元参 9 克　9. 浙贝 9 克　10. 炒川断 9 克　11. 炒枳壳 6 克　12. 失笑散 12 克　13. 生山楂、牡蛎(先煎)各 20 克　14. 白花蛇舌草 12 克　15. 莪术 6 克

【主治】子宫肌瘤、子宫内膜异位合并不孕。

【用法】水煎服，日 1 剂分 2 次服。

【典型案例】

陶某，女，31 岁，职工。1983 年 8 月 18 日初诊。结婚五年未育，形体肥胖，月经不调已有二年，周期缩短，一月二行，色紫暗伴血块；每次经行小腹疼痛较剧，拒按；(妇检：子宫增大，为二月孕，宫高 9.4 厘米，腔内空虚，有高低不平感，宫体前位，右侧附件触及 2.3 厘米×2.4 厘米囊性肿块，活动差，左侧附件增厚)；伴腰酸、纳差、脉弦涩、苔薄、舌边有瘀点。诊为子宫肌瘤伴子宫内膜异位症，原发不孕。症属血瘀气滞、痰湿壅滞，治拟活血去瘀、理气消积。处以理气逐瘀消脂汤。

【处方】炒当归、赤芍、制香附、元参、浙贝、炒川断各 9 克，炒枳壳、橘红、姜夏、生山楂、莪术各 6 克，牡蛎(先煎)、白花蛇舌草、失笑

散(包)各 12 克,川芎 3 克,炙甘草 3 克,五剂。访后未见复发。

李孔定

李孔定主任医师,汉族,1926 年 5 月 1 日生于四川省蓬溪县仙鹤乡。

‖消　斑　汤‖

【组成】1.鲜泽漆 10 克(干品减半)　2.大茯苓 30 克　3.黄精 30 克　4.夏枯草 30 克　5.连翘 15 克　6.山楂 15 克　7.枳壳 12 克　8.甘草 3 克

【主治】斑历(淋巴结核)。

【用法】诸药纳陶罐内,清水浸泡 1 小时,煮沸 10 分钟,取 200 毫升,煎 3 次,将药液混匀,分 3 次温服,1 日 1 剂,连服 1～2 个月,一般可愈,不愈再服,服药期间加强营养。

【加减】

1. 若斑历已溃加黄芪 30 克、制首乌 15 克,以补气血,托毒排脓,敛疮生肌。

2. 未溃则配合外治,用生川乌、草乌各 30 克研极细末,蜂蜜调敷患处,纱布固定,一日一换,忌食辛辣燥烈之品。

【典型病例】

李某,女,23 岁,1988 年入院。病史:1988 年 5 月,发现右颈部有一结块,大如核桃,皮色不变,推之可动,无发热等全身症状,即至某医院诊治。诊断为"颈淋巴结结核"。经肌肉注射链霉素等治疗,左颈部亦有结核发生,日久结核固定,皮色变暗红,于 7 月 2

日切开排脓,流出稀薄脓液(脓液涂片找到结核杆菌)。术后,转本院治疗。检查:颈部两侧有疮口两处,周围皮肤暗红,两疮口均有白色腐肉,疮口呈潜行性。四周有空腔,流出稀薄脓液,并挟有败絮样物质。诊断:颈淋巴结核。治疗:内服消斑汤加黄芪 30 克、玄参 10 克。入院当日即行清创,术后撒七三丹,敷以红油膏纱布盖贴,之后腐肉渐脱落,脓水减少,肉芽组织逐渐生长,最后用生肌散收口共治疗 40 天,疮口愈合。随访一年,未见复发。

朱良春

朱良春主任医师,汉族,1917 年 7 月 3 日生于江苏省丹徒县。

‖ 健 脑 散 ‖

【组成】1. 红人参 15 克(参须 30 克可代) 2. 地鳖虫、当归、甘杞子各 21 克 3. 制马钱子、川芎各 15 克 4. 地龙、制乳没、炙全蝎各 12 克 5. 紫河车、鸡内金各 24 克 6. 血竭、甘草各 9 克。

【主治】凡脑震荡后遗症出现头晕而痛,健忘神疲,视力减退,周身酸痛,天气变化时则更甚;有时食欲不振,睡眠欠佳,易于急躁冲动;面色黧黑,舌有瘀斑,脉多沉涩或细涩者,均可用之。

【用法】马钱子有剧毒,需经炮制,一般先用水浸一日,刮去毛,晒干,放麻油中炸,应掌握火候,如油炸时间太短,则内心呈白色,服后易引起呕吐等中毒反应;如油炸时间过长,则内心发黑而炭化,往往失效,所以在炮制中可取一枚切开,以黑而呈紫红色最为合度。

【典型案例】

李某,男,42 岁,军人。

在检查施工过程中,突然被从上落下之铁棍击于头部而昏倒,当时颅骨凹陷,继则出现血肿,神志不清达 20 余小时,经抢救始苏,半年后曾在某地检查,脑组织萎缩 1/4,整日头昏痛,健忘殊甚,记不得老战友姓名,有时急躁易怒,失眠神疲,而色晦滞,苔薄腻,舌边尖有瘀斑,脉细涩。予健脑散治之,服药一周后,头昏痛即见减轻,夜寐较安,精神亦略振,自觉爽适。坚持服用 2 月,症情平稳,续予调补肝肾,补益心气之品善后。

方药中

方药中,生于 1921 年,四川省重庆人。

‖ 升麻甘草汤 ‖

【组成】 1. 升麻 30 克 2. 甘草 6 克

【主治】 本为治疗迁延性肝炎、慢性肝炎之辅助方。一般与后面所述之加味一贯煎、加味异功散、加味黄精汤合用。适用于迁延性肝炎、慢性肝炎肝功能损害严重,转氨酶长期持续在高限,中医辨证属于毒盛者,恒合用该方。

【用法】 常合入加味一贯煎、加味异味散、加味黄精汤方中同煎,煎服法亦同上。

【典型病例】

郭某,女,30 岁,1969 年 5 月初诊。

患者确诊肝炎已 10 年。经中医药物治疗,10 年来转氨酶一直持续在 500 单位以上始终不降,麝浊 10 单位,百治无效。就诊时,患者肝区疼痛,疲乏无力,纳差,舌红,脉弦细滑数。根据上述症征,辨证为肝肾阴虚,波及脾胃,邪毒炽盛。拟养肝助脾疏肝,佐以解毒为法,予加味黄精汤合升麻甘草汤治疗。升麻最大用量为45 克。服药两周后,症状明显好转。一个月后症状基本消失,复查肝功,转氨酶、麝浊均下降至正常值,仍宗上方继续治疗两个月,每月复查肝功均保持正常值,诸症消失。停药一年后复查肝功仍在正常范围。1983 年患者因它病来诊,述自 1969 年治疗取效后,10 余年来肝功检查均在正常范围,其中只有一次因外出劳累,转氨酶曾一度升高,患者自服原方 20 剂,再调恢复正常。

董廷瑶

董廷瑶主任医师,汉族,1903 年生于浙江鄞县中医儿科世家。

‖温 脐 散‖

【组成】1. 肉桂 1.5 克   2. 公丁香 1.5 克   3. 广木香 1.5 克
4. 麝香 0.15 克

【主治】小儿肠麻痹。

【用法】本方共研细末,熟鸡蛋去壳,对剖去黄。纳药末于半个蛋白凹处,覆敷脐上,外扎纱布。2 小时后如能肠鸣蠕动,矢气频转,则为生机已得,便畅腹软,转危为安。如未见转气,可再敷一次,必可见功,屡用屡验。

【典型案例】

陶某,男,11 个月。因脾常不足,泄利 6 天,脾更虚惫,腹部胀满,西医诊断为肠麻痹症。高热干渴,恶心呕吐,气促如鼓,叩之,舌红口燥、药入即吐。此属脾气虚惫,症情危急,急于外敷温脐散,希获转机。2小时后肠鸣连连,矢气频转,腹部稍软,续敷一次,次日复诊,患儿气机舒缓,便下稀溏而通畅,腹部柔软,形神转佳,热度退净,舌质转淡,苔薄腻。但泄利尚多、小溲短少,睡时露睛。是为脾阳虚衰,即予附子理中汤主之。药用米炒党参5克、土炒白术6克、炮姜2克、焦甘草3克、淡附片4.5克、广木香3克、茯苓9克、车前子9克(包),二剂。三诊时泄利已,腹软溲长,便仍溏软,舌淡而洁。中焦阳气未复,尚须温扶。药用米炒党参5克、土炒白术6克、炮姜2克、焦甘草3克、煨木香3克、炒石榴皮6克、淡附片4.5克、炒扁豆9克,三剂。药后便下转原、纳和神振,续以温扶而安。

钟一堂

　　钟一堂主任医师,汉族,1915年6月30日出生于浙江省宁波市。

‖沙参银菊汤‖

　　【组成】1. 南北沙参各15克　2. 银花20克　3. 菊花10克
4. 薄荷6克(后下)　5. 杏仁10克　6. 清甘草2克

　　【主治】上呼吸道感染、气管—支气管炎、慢性支气管炎伴感染等。症见发热恶寒,头痛口干,喉痒咽痛,咳嗽或气急,舌质偏红,脉数。

　　【用法】每剂煎2次,头汁用冷水约500毫升先浸泡20分钟,然后煮沸5～6分钟即可;二汁加冷水约400毫升煮沸5分钟,勿过煮。亦可将药物放入热水瓶中,用沸水冲泡1小时后茶饮服。

【加减】

1. 咽喉肿痛者去杏仁,加元参20克,桔梗6克,蝉衣10克;

2. 肺热偏盛、体温较高可加重沙参、银、菊用量,或改用野菊花15克,或加黄芩15克、蒲公英30克;

3. 咳嗽较剧去薄荷,加前胡15克、象贝15克;

4. 气急较甚去薄荷,加枇杷叶(包)15克、地龙10克;

5. 宿有痰饮去薄荷,加半夏20克、茯苓18克、芦根20克。

【典型病例】

包某,男,3岁,1991年11月6日初诊。患儿平素容易感冒发热,常需注射青、链霉素或氨苄青霉素等一周以上方能控制。近二日又发热咽痛、咳嗽频作,稍气促,今呕吐一次,不思食,舌尖红、脉细数。因哭闹不能打针而求治中医。查:咽峡充血,左侧扁桃体Ⅰ度肿大,测体温39.6℃。诊断:急性气管炎。证属风热咳嗽。治宜疏风散热,清肺止咳。

【处方】北沙参10克、银花8克、野菊花8克、薄荷3克、黄芩8克、前胡8克、生甘草2克。4剂。嘱将药置热水瓶中沸水泡服。11月13日复诊,患儿母诉,服药2剂热即退至37.8℃。4剂药后即不发热,咳嗽大减,胃纳增。又自服原方3剂,诸症皆除,惟晚间偶有余嗽,舌洁、脉细,上方去野菊花、薄荷,加南沙参10克、麦冬8克,3剂以巩固。

李介鸣

李介鸣,男,1916年生,主任医师。

‖ 温阳益气复脉汤 ‖

【组成】1. 人参 15 克 2. 黄芪 20 克 3. 北细辛 6～15 克 4. 制附片 10 克 5. 炙麻黄 6 克 6. 麦冬 12 克 7. 丹参 18 克 8. 五味子 12 克 9. 桂枝 10 克 10. 甘草 10 克

【主治】心肾阳虚,心阳不运所致脉象迟滞结代、心悸怔忡、胸憋气短等症。包括现代医学的病窦综合征以缓慢为主者,及窦性心动过缓(单纯性)。

【用法】每日 1 剂,水煎 2 次,早晚各服 1 煎。

【加减】

1. 有房颤者加珍珠母、百合、琥珀末安神敛气,去附子、麻黄、桂枝,减细辛用量;

2. 心痛者加元胡、生蒲黄、檀香活血行气;

3. 胸憋者加瓜蒌、薤白宣痹通阳,或用菖蒲、郁金解郁理气;

4. 头晕者加菖蒲、磁石开窍通阳;

5. 气喘者加重人参用量,补元固脱。

【典型病例】

粟某,男,57 岁,住院病人。病史:患者 9 年前出现胸憋,心悸,届时心率变慢,且眩晕欲仆,日益加重,于 1982 年 9 月 14 日入院。入院检查:心电图——窦性心动过缓及不齐,I 房室传导阻滞,心室率 40 次/分。阿托品试验阳性,西医诊断病窦综合征。1982 年 9 月 20 日初诊,胸憋时痛,气短怔忡,头晕阵作,面色光白,精神倦怠,舌质胖淡暗,苔薄白,脉沉迟间结。经用温阳益气复脉汤治疗 1 个月后,平时心率均在 55 次/分。阿托品试验阳性,自觉无明显不适,故带方出院。

（注:本方细辛用量较大,最大量可达 30 克,据观察,一般服药一个半小时即可见心率增加,4 小时后逐渐下降,务必在专业医师指导下用药。）

周仲瑛

周仲瑛主任医师,男,1928 年生,汉族,江苏如东县人。

‖ 滋 胃 饮 ‖

【组成】1. 乌梅肉 6 克　2. 炒白芍 10 克　3. 北沙参 10 克　4. 大麦冬 10 克　5. 金钗石斛 10 克　6. 丹参 10 克　7. 生麦芽 10 克　8. 炙鸡内金 5 克　9. 炙甘草 3 克　10. 玫瑰花 3 克

【主治】慢性萎缩性胃炎或溃疡病并发慢性胃炎,久而不愈、胃酸缺乏者。临床以胃脘隐隐作痛,烦渴思饮,口燥咽干,食少、便秘、舌红少苔、脉细数为主症。其病机为:胃痛日久不愈,或气郁化火,迫灼胃阴,下汲肾水,而致胃液枯槁。

【用法】日一剂,水煎分服。

【加减】

1. 口渴甚,阴虚重者加大生地 10 克;

2. 伴郁火,脘中烧灼热辣疼痛,痛势急迫,心中懊恼,口苦而燥,加黑山栀 6 克、黄连 5 克;

3. 舌苔厚腻而黄,呕恶频作,湿热留滞者,加黄连、厚朴、佛手各 3 克;

4. 津虚不能化气或气虚不能生津,津气两虚,兼见神疲气短、头昏、肢软、大便不畅或便溏者,加太子参、山药各 10 克。

【典型病例】

卜某,男,38 岁。胃痛 5~6 年,时时发作,此次发作持续两周不已。上腹脘部疼痛,痛势烧灼如辣,有压痛,自觉痞闷胀重,纳食不多,食后撑阻不适,口干欲饮,头昏,舌质光红中裂,无苔、脉细。是属胃阴耗伤,胃失濡润,而致纳运不健,胃气失和。治予酸甘化阴,调和胃气。滋胃饮加减,药用生地、麦冬各 12 克,白芍 10 克,乌梅肉 5 克、山楂 10 克、玫瑰花 3 克,每日一剂,分早晚煎服。药入三剂,脘痛灼热痞胀等症均止,舌苔新生,惟入晚脘部微有闷感,原方再服三剂,症状消失。

刘弼臣

刘弼臣教授,江苏省仪征市人,汉族,1925 年 6 月 6 日生。

‖ 五 草 汤 ‖

【组成】1. 倒叩草 30 克　2. 鱼腥草 15 克　3. 半枝莲 15 克　4. 益母草 15 克　5. 车前草 15 克　6. 白茅根 30 克　7. 灯芯草 1 克。

【主治】小儿急、慢性肾炎,肾病综合征,泌尿系感染。

【用法】每日一剂,水煎,二次分服。

【加减】五草汤不仅对小儿肾炎疗效卓著,而且对泌尿系感染及肾病综合征亦常收到满意的效果。如血尿严重,可加用女贞子 10 克、旱莲草 15 克,止血效果更佳。

【典型案例】

于某,10 岁,男,1986 年 3 月 1 日初诊。半月来下肢生疮,多为脓疱疮,日渐增多,继而逐渐浮肿,尿少色黄,食少神疲,头晕头痛,舌苔黄腻、脉滑数。化验尿蛋白(＋＋),红血球 15～20、白血球 10～15;证系毒热内郁,湿毒内陷营分,血郁气滞,毒湿外发于肌肤腠理则为疮疡肿胀,内蓄于膀胱则尿短色赤。

治宜:清热解毒、利湿消肿。用倒叩草 30 克、鱼腥草 15 克、半枝莲 15 克、益母草 15 克、车前草 15 克、白茅根 30 克、灯芯草 1 克、连翘 15 克、泽泻 10 克、胆草 3 克。上药加减服 6 剂后,症有好转,周身面部浮肿渐消,脓疱渐少,大便干、小便少黄、饮食、神疲、头晕、头痛均有好转,舌质稍红、苔薄黄、脉弦滑。化验尿:蛋白(＋)、红血球 1～2、白血球 3～4,湿热渐除。再拟方:苍术、黄柏各 5 克,银花 10 克,连翘 6 克,旱莲草 10 克,白鲜皮 10 克,蝉衣 3 克,炒栀子 5 克,炒黄芩 5 克,泽泻 6 克,猪苓 6 克,云苓 6 克,姜皮 3 克,防风 3 克,生草 3 克。此方加减又进 12 剂后,症状均减,化验尿常规正常。

谢昌仁

谢昌仁主任医师,男,汉族,1919 年 8 月生,南京市人。

‖消 渴 方‖

【组成】1. 石膏 20 克　2. 知母 10 克　3. 甘草 3 克　4. 沙参 12 克　5. 麦冬 10 克　6. 石斛 12 克　7. 地黄 12 克　8. 山药 12 克　9. 茯苓 12 克　10. 泽泻 12 克　11. 花粉 15 克　12. 内金

6 克

【主治】糖尿病、干燥综合征、尿崩症。

【用法】日一剂,水煎服。

【典型病例】

张某,男,45 岁,农民。初诊:患者能食善饥已 2 年余。半月来头昏乏力,嗜睡懒动,在当地县医院检查发现尿糖(＋＋＋＋),血糖 150 mg％(空腹),肝功能:谷丙转氨酶 182 单位,就诊时症见形体消瘦,能食善饥,每餐可进食稀饭 20 碗,口渴多饮、尿多、苔中根黄。证属胃热炽盛、伤灼阴津,挟肝经湿热蕴结。治宜清热滋阴为主,佐以清利湿热:石膏 20 克、知母 10 克、甘草 4 克、生地 12 克、丹皮 6 克、茯苓 12 克、泽泻 12 克、内金 6 克、花粉 15 克、茵陈 12 克、薏仁 12 克、石见穿 15 克,12 剂。

复诊:药后"三多症状"基本消失,复查餐后尿糖阴性,空腹血糖 81.5mg％。前方既效,可不更张。原方 15 剂。

三诊:"三消"症状已基本消失,肝功能复查谷丙转氨酶降至 40 单位以下,舌红少津,苔中根仍黄厚。原方去茵陈、薏仁、石见穿,加麦冬 10 克、石斛 12 克,8 剂。

经治后,消渴症状一直未发,多次检查血糖、尿糖均正常。嘱续服六味地黄丸及消渴方以巩固疗效。

胡翘武

胡翘武,1915 年 7 月出生,主任医师,汉族,安徽歙县人。

‖阳和平喘汤‖

【组成】1. 熟地 30 克　2. 淫羊藿 20 克　3. 当归 10 克

4. 麻黄 6 克　 5. 紫石英 30 克　 6. 肉桂 3 克　 7. 白芥子 6 克

8. 鹿角片 20 克　 9. 五味子 4 克　 10. 桃仁 10 克　 11. 皂角 3 克

【主治】慢性气管炎、喘息性支气管炎、肺气肿之属肾督虚冷、痰瘀凝滞而致咳喘经久不已者。

【用法】日一剂,水煎分温两服。

【加减】

1. 阳虚及阴者,去肉桂,加山药 20 克、山茱萸 10 克。

2. 寒痰化热者,去白芥子,加葶苈子 10 克、泽漆 15 克。

3. 气急喘甚者,加苏子 10 克、沉香 3 克(后下)。

4. 大便秘结者,加肉苁蓉 20 克、紫菀 20 克。

5. 胃脘饱满,纳食不馨者,加砂仁 6 克、二芽各 30 克。

6. 痰浊消减者,去白芥子、皂角,加橘红 10 克、茯苓 20 克。

【典型病例】

王某,男,54 岁,1991 年 3 月 26 日初诊。咳嗽反复发作 30 余年,加重伴气喘 4 载。近 3 年 5 次住院,诊断为:喘息性支气管炎。屡治乏效,只赖解痉、激素之剂控制症状,但停药即犯。因症状日益加重、喘咳气急、步履艰难,西药无法改善症状而试服中药。患者面色清晦虚浮、畏寒肢冷、胸膈憋闷、抬肩、言语断续、咳声不扬、痰多泡沫清稀、便秘、舌淡暗润苔薄白、脉沉细弱。此为肾督亏虚、痰瘀恋肺,亟当补虚泻实上下调治:熟地 30 克、鹿角片 20 克、白芥子 6 克、麻黄 6 克、肉桂 3 克、紫石英 30 克、紫菀 30 克、五味子 6 克、苏子 10 克、桃仁 10 克、当归 10 克、肉苁蓉 20 克。方 5 剂,胸膈憋闷大减,步履登楼不甚喘促。继予上方 10 剂,诸症再减。后因口干痰液较稠、舌尖淡红、肺阴不足,寒痰化热之象有露,于原方去麻黄、苏子、肉桂、白芥子,加南沙参 30 克、葶苈子 10 克、冬瓜仁

30 克,10 剂诸症渐平。继予阳和平喘汤去皂角,减麻黄为 3 克,加淮牛膝 10 克。30 剂后诸症悉已,宛如常人。激素解痉之剂早已撤除,随访至今未见再发。

郑惠伯

郑惠伯主任医师,汉族,1913 年 10 月生于四川省奉节县永安镇,出身中医药世家。

‖ 加味四妙勇安汤 ‖

【组成】1. 当归 30 克　2. 玄参 30 克　3. 银花 30 克　4. 丹参 30 克　5. 甘草 30 克

【主治】冠心病、胸痹气短、心痛、脉结代,能治疗肝区刺痛及肾绞痛。

【用法】水煎服,一日一剂。

【加减】

1. 冠心病:上方加毛冬青、太阳草,以扩张血管;

(1) 若兼气虚者,加黄芪、生脉散以补益心气。

(2) 若心血瘀阻甚者,加冠心二号以活血化瘀。

2. 病毒性心肌炎:上方加郁金、板蓝根、草河车以清热解毒活血。

3. 植物神经功能紊乱心律失常:上方配合甘麦大枣汤或百合知母汤,以养心安神、和中缓急。

【典型病例】

李某,女,65 岁。患冠心病 10 余年,近年又患高血压、糖尿病、肺结核。近日卒感胸闷，气短、心悸，脉结代、口腔溃疡、舌质暗而无苔。方用：当归、玄参、银花、太子参、玉竹、太阳草各 20 克，麦冬、五味子各 15 克，甘草 10 克。服上方 6 剂，脉结代好转，由三至一止，变为二十四至五止，继用上方。三诊脉已不结代，但口渴眩晕，上方加花粉、石斛、天冬。经过三诊，心律基本正常，观察一年半，病情无反复。

‖加味二仙汤‖

【组成】1. 仙茅 12 克　2. 仙灵脾 15 克　3. 当归 10 克
4. 知母 10 克　5. 巴戟天 12 克　6. 黄柏 6 克　7. 枸杞子 15 克
8. 五味子 10 克　9. 菟丝子 15 克　10. 覆盆子 10 克

【主治】功能性子宫出血，乳癖辨证属冲任不调者；血小板减少。

【用法】水煎服，分早晚两次服。

【加减】

1. 功能性子宫出血：

（1）出血较多、血虚加阿胶、艾叶。

（2）血热加地榆、槐米、仙鹤草。

（3）血瘀加田七、丹参、益母草。

（4）血脱加红参、龙骨、山茱萸。

（5）脾气虚加黄芪、党参、白术。

（6）冲任虚加鹿角胶、龟板胶。

（7）肾阳虚加鹿茸、附片。

（8）肾阴虚去知母、黄柏，加女贞子、旱莲草。

2. 乳癖：乳癖属冲任不调者，可于上方配鹿角片粉 2～4 克，分 2 次药汤送服。

3. 血小板减少:去知母、黄柏,加女贞子、旱莲草、黄芪、黄精。

陆芷青

陆芷青教授,汉族,1918 年 3 月 20 日生于温州市名医世家,年 13 从父建之公习医,薪传口授,尽得先人之学。

‖四子平喘汤‖

【组成】1.葶苈子 12 克 2.炙苏子 9 克 3.莱菔子 9 克 4.白芥子 2 克 5.苦杏仁 9 克 6.浙贝母 12 克 7.制半夏 9 克 8.陈皮 5 克 9.沉香 5 克(后下) 10.大生地 12 克 11.当归 5 克 12.紫丹参 15 克

【主治】肾虚失纳、痰饮停肺之咳喘。症见胸膈满闷、咳喘短气、痰多色白、苔白腻、脉沉细滑等。

【用法】文火水煎,日 1 剂,分 2 次温服。

【加减】

1. 畏寒肢冷,加肉桂。

2. 咳嗽甚者,加百部、前胡。

3. 咳痰黄稠去沉香、生地,加黄芩、焦山栀。

4. 咳痰不畅,加竹沥、瓜蒌皮。

【典型病例】

蔡某,男,57 岁,1992 年 5 月 2 日初诊。主诉:咳嗽反复发作已有 30 年,经西医诊断为慢性支气管炎、肺气肿。久治少效,近旬咳嗽气急、心悸胸闷加剧,经同事介绍前来求治。查:面色暗滞、语声不扬、咳嗽气急、痰多色白、口干不饮、苔黄腻、脉沉细。

【处方】四子平喘汤加瓜蒌皮 10 克、薤白 10 克,7 剂。

二诊:药进 7 剂,胸闷心悸气急减轻,效不更方,原方再服 7 剂。

三诊:诸病悉除,原方再进 7 剂。

周信有

周信有教授,汉族,1921 年 2 月 19 日生于山东省牟平县东汤村。

‖消症利水汤‖

【组成】1. 柴胡 9 克 2. 茵陈 20 克 3. 丹参 20 克 4. 莪术 15 克 5. 党参 15 克 6. 炒白术 20 克 7. 炙黄芪 20 克 8. 淫羊藿 20 克 9. 醋鳖甲 30 克 10. 五味子 15 克 11. 大腹皮 20 克 12. 猪茯苓各 20 克 13. 泽泻 20 克 14. 白茅根 20 克

【主治】肝硬化代偿失调所出现的水肿臌胀、肝脾肿大。

【用法】水煎服,每日一剂,早中晚分三次服。

【加减】肝病虚损严重,肝功障碍,絮浊试验、血清蛋白电泳试验异常,可加培补脾肾之品,白术可增至 40 克,另加仙茅 20 克、女贞子 20 克、鹿角胶 9 克(烊化)。经验证明,重用扶正培本、补益脾肾之品,证候和肝功化验、免疫指标都能得到相应改善,说明扶正补虚是降絮浊和提高血清蛋白的关键。当然,虚与瘀是互为因果的,肝病虚损严重、抵抗力低下、微循环障碍,又能因虚致瘀,导致肝脾肿大,形成症积肿块。故在扶正补虚的同时尚须重用活血祛瘀之品。对此我们一般是轻重药并重,加重丹参、赤芍、莪术等药之分量。补虚与祛瘀多是综合运用,不过有时有所侧重罢了。

【典型病例】

李某,男,33岁。1986年4月经诊断为乙型肝炎、早期肝硬化,曾两次因病情恶化出现腹水、吐血住院抢救。1988年元月又因大量吐血和肝硬化腹水住进某医院。经住院治疗3个月之久,病情未见明显好转。病人精神负担沉重、生活无望、焦苦万分,乃出院于1988年4月15日来诊,出院时化验,表面抗原1∶128,黄疸指数17单位,麝香草酚浊度21单位,硫酸锌浊度20.4单位,麝香草酚絮状试验(++++),血清总蛋白6.2%,白蛋白2.6%,球蛋白3.6%,谷丙转氨酶325单位,血小板计数3.8万/立方毫升。证见:两胁痛、胁下症积(肝脾肿大)、触痛、腹胀腹水、腹大如鼓、全身浮肿、饮食不进、面色黧黑、牙龈出血、舌质暗淡、小便不利、脉弦涩,诊系肝硬化失代偿期,病情危急。中医辨证为虚瘀交错、血瘀肝硬、脾肾两虚、水津不化、水邪潴留,拟培补脾肾、祛瘀化症、利水消肿。治用舒肝消积丸,配服消症利水汤,稍施加减,连续服丸、汤药3个月,腹胀腹水消除,诸症悉减,肝功能已接近正常。又服药治疗半年多,于1989年3月6日化验,除乙肝表面抗原滴度为弱阳性外,肝功能和血清蛋白电泳试验、血小板计数已完全恢复正常,脾肿大已回缩,诸症悉除,身体无任何不适。现已上班恢复工作。

刘云鹏

刘云鹏,男,生于1910年,湖北省长阳县人。

‖固 胎 汤‖

【组成】1. 党参 30 克　2. 炒白术 30 克　3. 炒扁豆 9 克　4. 山药 15 克　5. 熟地 30 克　6. 山茱萸 9 克　7. 炒杜仲 9 克　8. 续断 9 克　9. 桑寄生 15 克　10. 炒白芍 18 克　11. 炙甘草 3 克　12. 枸杞子 9 克

【主治】滑胎（习惯性流产、腰痛、小腹累坠累痛、脉沉弱无力、舌质淡、或有齿痕、苔薄）。

【加减】

1. 若小腹下坠，加升麻 9 克、柴胡 9 克以升阳举陷。

2. 小腹掣痛或阵发性加剧者，白芍用至 30 克、甘草 15 克以缓急止痛。

3. 小腹胀痛，加枳实 9 克以理气止痛。

4. 胎动下血，加阿胶 12 克、旱莲草 15 克、棕榈炭 9 克以固冲止血。

5. 口干咽燥、舌红苔黄，去党参加太子参 15 克。

6. 或选用黄芩 9 克、麦冬 12 克、石斛 12 克、玄参 12 克，以养阴清热安胎。

7. 胸闷纳差，加砂仁 9 克、陈皮 9 克以芳香和胃。

8. 呕恶，选加竹茹 9 克、陈皮 9 克、生姜 9 克以和胃止呕。

9. 畏寒肢冷、少腹发凉，加肉桂 6 克、制附子 9 克以温阳暖胞。

【典型案例】

毛某，女，24 岁，1986 年 7 月 6 日初诊。

已妊娠 3 个月，头晕、睡眠不佳，有时呕吐，阴道流血已六、七天,腰酸腿软,经注射止血药物仙鹤素、口服维生素 K 等未见效果,某医院妇科诊为"先兆流产",舌苔薄白、左脉大、右脉虚数。此脾肾两虚,治宜双补。方用党参 30 克、炒白术 30 克、云苓 10 克、甘草 6 克、熟地 30 克、山茱萸 9 克、黄芩炭 10 克、骨脂 15 克,每日煎服一剂。于 1988 年 6 月因产后便血亦来诊曰:上次腹坠流血等症状服五剂即愈。于 1987 年 1 月顺产一健康女婴。

张镜人

张镜人教授,1923 年 6 月生于上海市。

‖ 安 中 汤 ‖

【组成】1.柴胡 6 克　2.炒黄芩 9 克　3.炒白术 9 克　4.香扁豆 9 克　5.炒白芍 9 克　6.炙甘草 3 克　7.苏梗 6 克　8.制香附 9 克　9.炙延胡 9 克　10.八月札 15 克　11.炒六曲 6 克　12.香谷芽 12 克

【主治】脘部胀满、疼痛、口苦、食欲减退、或伴嗳气泛酸、脉弦、细弦或濡细、舌苔薄黄腻或白腻、舌质偏红。

【用法】水煎,分二次,饮后一小时温服。

【加减】

1. 疼痛较甚,加九香虫 6 克。

2. 胀满不已,加炒枳壳 9 克。

3. 胃脘灼热,加连翘 9 克(包),或炒知母 9 克。

4. 嗳气,加旋覆花 9 克、代赭石 15 克。

5. 泛酸,加瓦楞 15 克、海螵蛸 15 克。

6. 嘈杂,加炒山药9克。

7. 苔腻较厚,加陈佩兰梗9克。

8. 苔红苔剥,去苏梗,加川石斛9克。

9. 便溏,加焦楂炭9克。

10. 伴腹痛,再加炮姜炭5克、煨木香9克。

11. 便结,加全瓜蒌15克、望江南9克。

12. 腹胀,加大腹皮9克。

13. X线示胃十二指肠球部溃疡,加凤凰衣6克、芙蓉叶9克。

14. 胃黏膜活检病理示肠腺化生,加白花蛇舌草30克。

15. 腺体萎缩,加丹参。

何炎燊

何炎燊,主治医师,汉族,男,1921年生。广东省东莞市人。

‖ 加减清海丸 ‖

【组成】1.熟地24克　2.淮山药12克　3.山萸肉12克 4.丹皮9克　5.北沙参15克　6.阿胶12克　7.麦冬12克 8.白术9克　9.桑叶9克　10.白芍15克　11.石斛12克 12.龙骨24克　13.女贞子12克　14.旱莲草12克

【主治】室女崩漏。

【用法】每日一剂,水煎分服。服至5～7剂后,崩块之热得减者,去桑叶、丹皮,加龟板、鳖甲、牡蛎。愈后每月经前服4～5剂,病根可除。

【典型案例】

柴某,学生。因阴道出血淋漓不断就诊。因年龄小,有一定的恐惧感,对一些症状避而不谈,但经问诊可知,其血色鲜红,心烦想哭、夜间盗汗、手心脚心发烧、腰痛及足跟痛、舌质红、少苔、脉细数。于是处方为:熟地 24 克、淮山药 12 克、山萸肉 12 克、丹皮 9 克、秦艽 9 克、白薇 6 克、地骨皮 9 克、白术 9 克、石斛 12 克、麦冬 12 克、龙骨 24 克、龟板 24 克,上服三剂后,已见效果,阴虚症状明显改善,且下血量亦日趋见少。为巩固疗效计,嘱其每月经前按上方服三剂,后随访半年未见复发。

董漱六

董漱六,男,1916 年生。江苏省丹阳市云阳镇人,上海市第一人民医院主任医师。

‖ 麻杏射胆汤 ‖

【组成】1.净麻子 5 克　2.大杏仁 10 克　3.嫩射干 9 克　4.玉桔梗 6 克　5.杜苏子 9 克　6.净蝉衣 4.5 克　7.炒僵蚕 9 克　8.制半夏 9 克　9.广陈皮 4.5 克　10.生甘草 4.5 克　11.鹅管石 12 克(煅、杵) 12.江枳实 6 克　13.制胆星 6 克。

【主治】支气管哮喘、慢性气管炎急性发作期。症见咳嗽痰多、咯吐不爽、胸闷气急、喉痒作呛有哮鸣音,夜间不得平卧,乳蛾肿胀、苔薄白腻、脉浮滑数。中医辨证为风寒客肺、痰浊内阻、肺气失于宣降者。

【用法】根据药剂大小,先将冷水浸过药面,约半小时再加水少许,煎沸后再煎 10 分钟左右,头煎取汁一碗,接着加水煎熬二煎,取汁大半碗,把头煎、二煎药汁一同灌入热水瓶内,分 2 次顿服。如小儿可分 3~4 次服,当天服完。

【加减】本方为急性支气管炎、慢性喘息性气管炎伴有肺气肿等疾病的有效方剂。

1. 如有口渴烦躁、痰黏、舌红苔黄者,上方可去半夏、陈皮,加石膏 30 克、知母 12 克、贝母 12 克。

2. 如形寒肢冷无汗、痰白呈泡沫状、舌苔白滑者,可去蝉衣、僵蚕、桔梗,加桂枝 4.5 克、细辛 3 克、干姜 2.4 克。

3. 如咽红乳蛾肿痛、痰稠、舌红脉数者,可去半夏、陈皮,加银花 9 克、连翘 9 克、炒牛蒡子 12 克、生麻黄改用水炙麻黄 5 克。

4. 如溲黄便秘舌红者,可去桔梗、甘草,加黄芩 9 克、桑白皮 12 克。生麻黄改用蜜炙麻黄 5 克,制半夏改用竹沥、半夏各 9 克,广陈皮改用广橘络 5 克。

5. 如咳喘气逆、腹胀胁痛者,去桔梗、甘草,加莱菔子 9 克、白芥子 9 克。

6. 如脘腹痞胀、口黏纳差、苔白腻者,去蝉衣、僵蚕,加厚朴 4.5 克、焦六曲 12 克。

7. 如有头胀头痛、鼻塞多涕者,可去半夏、陈皮,加辛夷 9 克、苍耳子 9 克。

【典型病例】

吴某,男,13 岁,学生,1989 年 7 月 10 日初诊。有奶癣史,咳嗽反复发作,日久发展为哮喘,每逢秋冬之交必发,已达四五年之久。

今感时寒,咳嗽随起,痰吐不爽,胸闷气急,喉间有哮鸣音,夜卧不得安枕,舌苔薄白、脉浮滑数,拟麻杏射胆汤连服 3 剂,哮喘得止,咳减痰亦少,夜寐已安,仍口干咽燥、舌红、苔薄黄、脉象滑数,上方去半夏、陈皮,加桑白皮 9 克,再服 3 剂,咳平,痰鸣、哮喘未作,因大便干结,上方去半夏、陈皮,加全瓜蒌 12 克、浙贝母 12 克、净麻黄改用蜜炙麻黄,迄今年余,哮喘未见复发。

李振华

李振华主任医师,男,1922 年生于河南省文安县一个中医世家。

‖香砂温中汤‖

【组成】1.党参 12 克　2.白术 10 克　3.茯苓 15 克　4.陈皮 10 克　5.半夏 10 克　6.木香 6 克　7.砂仁 8 克　8.厚朴 10 克　9.干姜 10 克　10.川芎 10 克　11.丁香 5 克　12.炙甘草 3 克

【主治】适用于浅表性胃炎、萎缩性胃炎、反流性胃炎、十二指肠球炎等病。症见胃脘隐痛、喜暖喜按、遇冷加重、腹胀纳差、嗳气、泛吐清水、大便溏薄、倦怠乏力、神疲懒言、畏寒肢冷、形体消瘦、舌质淡、舌体胖大、苔薄白、脉沉细无力等,中医辨证属于脾胃气虚、阳虚者。

【用法】日一剂,水煎分早晚两次服。

【加减】

1. 兼肝郁甚者,加香附 10 克、乌药 10 克。

2. 兼血瘀,加丹参 15 克、元胡 10 克。

3. 湿盛泄泻者,加薏仁 30 克、泽泻 10 克、桂枝 5 克。

4. 湿阻呕恶者,加苍术 10 克、藿香 15 克。

5. 食滞不化者,加焦山楂、神曲、麦芽各 12 克。

6. 阳虚甚者,加制附子 10 克。

7. 气虚甚者,加黄芪 15～30 克。

【典型病例】

王某,男 54 岁,干部,1987 年 4 月 13 日初诊。患者自述 10 年前因饮食不当致胃脘疼痛,10 年来虽经中西药治疗,病情时轻时重,每因饮食失宜、情志不遂则症状加重。1987 年 10 月经胃镜检查诊为慢性萎缩性胃炎,病理活检:胃黏膜萎缩性胃炎伴轻度肠上皮化生。病人恐惧癌变,前来请李氏诊治。

诊视中见:胃脘隐痛,喜暖喜按,遇冷痛甚,脘痛时连及两胁,腹胀纳差,肢倦乏力,大便溏薄,日行 2～3 次,面色萎黄,形体消瘦,舌质淡,舌体胖大,边见齿痕,脉弦细。证属脾胃阳虚,兼肝郁气滞。治宜温中健脾,疏肝和胃。方用香砂温中汤加香附 10 克、乌药 10 克,水煎服。二诊:上方服用 18 剂,胁痛消失、胃痛大减、纳食增加,仍便溏,日行 2 次。方中去香附、乌药,加薏仁 30 克,以增健脾祛湿之力。三诊:上方又服 18 剂,大便正常、胃痛消失,仍感身倦乏力、食后腹胀。方中去薏仁,加焦三仙各 12 克,继服。上方前后共服 3 月余,精神饮食好,大便正常、诸症消失、面色红润、体重增加。后复查胃镜及胃黏膜活检,胃黏膜轻度浅表性炎症。一年后随访,知其身体健康,正常生活工作。

娄多峰

娄多峰教授,汉族,1929 年 3 月生于河南省原阳县祝楼村,出身中医世家。

‖化瘀通痹汤‖

【组成】1. 当归 18 克　2. 丹参 30 克　3. 鸡血藤 21 克
4. 制乳香 9 克　5. 制没药 9 克　6. 香附 12 克　7. 延索胡 12 克
8. 透骨草 30 克

【主治】瘀血痹症(损伤后遗症、网球肘、肩凝症等)。

【用法】日一剂,水煎服。

【加减】

1. 偏寒者,加桂枝、细辛、制川草乌。

2. 偏热者,加败酱、丹皮。

3. 气虚者,加黄芪。

4. 久痹骨节肿大变形者,加穿山甲、全虫、乌梢蛇。

【典型病例】

刘某,女,16 岁。一年前不慎跌倒,左膝关节着地,当时听到
"咔嚓"声响,随后膝关节处肿痛,经治疗局部肿胀消失,留有持续
性左膝关节疼痛,经常"打软腿",甚者跌倒,遇冷加重,局部怕冷,
舌质淡红,脉弦。证属外伤瘀血,复感寒湿,经脉闭阻。用化瘀通
痹汤加细辛 3 克、桂枝 9 克、川牛膝 9 克、木瓜 18 克、薏仁 30 克,
水煎服,每日一剂。连服 15 剂,疼痛消失,未再出现"打软腿"。随
访一年未复发。

何　任

何任教授,汉族,1921 年 1 月 11 日生于浙江杭州市。

‖补益冲任汤‖

【组成】1. 小茴香 3 克　2. 炒当归 9 克　3. 鹿角霜 6 克　4. 女贞子 12 克　5. 沙苑蒺藜 9 克　6. 党参 15 克　7. 淡苁蓉 9 克　8. 补骨脂 12 克　9. 淡竹茹 15 克　10. 紫石英 12 克　11. 枸杞子 9 克　12. 旱莲草 9 克

【主治】崩漏久治不愈（包括经西医妇科诊断为功能性子宫出血，或人流后出血量多如崩或淋漓不净，或疑似子宫内膜异位致崩等）。

【用法】崩漏一般以塞流止血为多，摄止以后，即服本汤以补益冲任，以复其正，连服 1～2 个月，每日煎服一剂，崩漏即不再复作。

【典型案例】

曹某，45 岁，工人。不规律出血 10 个月，有时量多，有时淋漓不断，血色淡。畏冷，6 月中旬夜眠尚需棉被，没有气力，总想躺着，吃不下东西，腰酸腿痛，每晨 5 点左右，准有大便，为不成形便，舌质胖，苔薄白，脉沉细，尺脉尤甚。妇科检查，除子宫略大，别无阳性发现，宫内膜病理检验结果为增生期子宫内膜增殖现象。

诊断：功能性子宫出血，冲任虚寒性崩漏。治当温补肝肾、调理冲任奇经。方以上为基础，加熟附片 3 克、肉桂 6 克、艾炭 10 克、炮姜炭 10 克，用药 3 周后，血止又来月经 5 次，分别为 5/23 天、5/28 天，每次用纸一包，自觉症状完全消退。随访一年无复发。

盛国荣

盛国荣教授,汉族,1913 年 11 月 25 日生于福建省南安县诗山村。

‖资肾益气汤‖

【组成】1. 生晒参 10 克(药汤炖) 2. 黄芪 30 克 3. 车前子 20 克 4. 茯苓皮 30 克 5. 杜仲 20 克 6. 地骨皮 15 克 7. 泽泻 15 克

【主治】慢性肾炎,神疲倦怠、腰酸腿软、四肢轻度浮肿,小便短赤、大便时溏时秘、口干而喜饮、舌质淡有齿痕、脉沉细等。

【用法】日一剂,文火久煎,分温服。

【加减】

1. 脾虚气滞、全身浮肿明显者,加川花椒 10 克、生姜皮 3 片,另以玉米须 60 克、水 3 大碗先煎,去渣将汤分 2 次煎上药。

2. 肾虚水泛、面浮身肿,按之没指,乃肾阳不化,加肉桂 3 克、漂川附子 10 克、破故纸 8 克、桑螵蛸 8 克。

3. 瘀血阻络、水肿久留、面色暗滞、舌质紫暗者,加生蒲黄 10 克、五灵脂 10 克、红花 5 克、益母草 10 克。

4. 脾虚失运、食欲不振、脘腹胀满、舌淡苔白腻者,加白术 15 克、砂仁 10 克、陈皮 10 克。

5. 肾衰水泛、头目眩晕、恶心呕吐者,加吴茱萸 8 克、半夏 8 克、陈皮 8 克、代赭石 20 克。

6. 若出现尿毒症者,可配合宁元散。

7. 如血压升高、头晕脑胀、手指蠕动、面色潮红、舌干咽燥、烦躁不眠,属于阴虚阳亢者,加夏枯草 15 克、炒枣仁 30 克、龟板 20 克、地龙干 20 克、天麻 10 克。

8. 如邪毒内闭,用安宫牛黄丸,每日服一粒,日服 2 次,羚羊角尖磨温开水,每日服 2 克,日服 2～3 次。中医治疗慢性肾炎,因症状不同治法亦异,主要以辨证论治,随症加减,因势利导,急则治标,缓则治本,或标本兼治。善后可用安肾汤以资巩固。

姚子扬

姚子扬,汉族,生于 1916 年,山东省临沂市人。

‖安神达郁汤‖

【组成】1. 炒枣仁 30 克　2. 合欢花 15 克　3. 龙牡各 20 克　4. 炒栀子 15 克　5. 郁金 12 克　6. 夏枯草 10 克　7. 柴胡 10 克　8. 佛手柑 10 克　9. 炒白芍 12 克　10. 川芎 10 克　11. 甘草 6 克

【主治】郁证(胃肠神经官能症,植物神经功能紊乱,精神抑郁症)久治不愈者。

【用法】水煎 300 毫升,早晚分服,每日一剂。患者就诊时,先作思想安慰工作,服上药 1～2 剂有效时,停药 2～3 日。再服 2 剂。再停,再服。不要连服。1 个月为一疗程。

【加减】

1. 舌尖红、心烦重者,加黄连 10 克。

2. 胃气上逆、有痰者,加半夏 10 克。

‖瓜蒌泻心汤‖

【组成】1. 瓜蒌 30～60 克　2. 制南星 10 克　3. 姜半夏 10 克　4. 黄连 6～10 克　5. 栀子 15 克　6. 枳实 15 克　7. 竹沥 10 毫升（兑入）　8. 橘红 10 克　9. 柴胡 10 克　10. 大黄 10 克　11. 菖蒲 10 克　12. 郁金 12 克　13. 白芍 15 克　14. 甘草 3 克

【主治】精神分裂症、烦躁不安、多语善疑，或哭笑无常、夜不安寐，或尿黄便秘，舌红苔黄、脉弦数或滑数。

【用法】日一剂，水煎，分 2 次温服。

【加减】

1. 躁狂不安、便秘者，加礞石 10～15 克。

2. 失眠重者，加朱砂研细冲服 1 克。

3. 口渴喜饮者，加知母 15 克。

查玉明

查玉明主任医师，回族，1918 年 2 月 10 日生于辽宁省新民县大民屯镇。

‖宜导通闭汤‖

【组成】1. 黄芪 15 克　2. 车前子 30 克　3. 甘草 20 克　4. 升麻 7.5 克　5. 怀牛膝 25 克　6. 淫羊藿 15 克　7. 滑石 25 克

【主治】老年前列腺肥大。

【用法】每剂药煎 4 次，头煎药用水浸泡半小时后煎煮，首煎沸后,慢火煎 30 分钟,二煎沸后 20 分钟,每次煎成 100 毫升。两次混合一起,分两次,早晚餐后 1 小时服用。

【加减】凡症见小腹坠胀,时欲小便而不得出,或量少而不爽利,或小便不能控制,时有夜间遗尿,神疲倦怠等可选用本方。

1. 若大便秘结者,加肉苁蓉 20 克。

2. 尿道涩痛者,加蒲公英 25 克、木通 10 克。

3. 咳喘者,加杏仁 5 克、细辛 5 克。

赵菜

赵菜,男,满族,1911 年 9 月 16 日生,福建省福州市人,福建中医学院教授。

‖ 健运麦谷芽汤 ‖

【组成】1. 麦芽 30 克　2. 谷芽 30 克　3. 鸡内金 15 克　4. 山药 15 克　5. 党参 10 克　6. 甘草 5 克

【主治】慢性胃炎。临床凡见内伤或外感而致脾胃健运不及,腑脏功能低下者,均可配伍对症药应用,单用能增进食欲。此外,大病久病之后胃气受伤,食纳不香者也可灵活随症应用。

【用法】加清水超过药面一寸(指一般药罐)浸泡 1 小时,然后置火上煎熬,沸后继沸 5 分钟即可,不宜久煎。

【加减】

1. 如伤风感冒者,加〔香苏饮〕合用。

2. 伤风咳嗽者,加〔三拗汤〕合用。

3. 脘腹胀满,大便溏薄者,加〔平胃散〕合用。如此类推,但无论成人、儿童,麦谷芽用量不宜减少。

何天祥

何天祥研究员,男,1923年12月20日生于四川省成都市,蒙古族。

‖活血养骨汤‖

【组成】1.当归10克　2.延胡索10克　3.陈皮10克 4.郁金10克　5.独活15克　6.白芷10克　7.肉桂10克 8.骨碎补15克　9.续断10克　10.狗脊15克　11.怀牛膝6克　12.透骨草10克

【主治】股骨头无菌性坏死症。

【用法】上药可煎汤内服,每日1剂,早晚服。亦可共碾为药末炼蜜为丸,每丸重10克,日服3丸。可再加乳香6克、没药6克共研细末,用白酒调外敷于痛处。

【加减】

1.若气血凝滞者,可酌加土鳖、血竭。

2.寒湿较重者,可加苍术、威灵仙。

3.病程日久,体质虚弱者,可加黄芪、白术、紫河车,以健脾祛湿,补益气血。

【典型案例】

霍某,男,15岁。患儿1972年中左髋部时痛时愈,1973年3月疼痛增加,外展、外旋功能受损,先后在某骨科医院及某医院按扭伤及化脓髋治疗,未效。1973年4月18日在某医院照X线片示:右髋臼边缘毛糙光滑,同时伴有骨质增生及破坏。有半脱位,右侧化脓性髋关节炎。1973 年 4 月 25 日来诊。根据临床症状,按右股骨头骨骺骨软骨病治疗。一月后有好转。由于家属对化脓髋的诊断有顾虑,1973 年 5 月 16 日在某医科大学附属医院照 X 线片示:右髋关节间隙稍增宽,内有多个大小不等的骨片,髋臼象有轻度变深。股骨头变扁平,股骨颈变短,股骨头稍向上半脱位。综上所述,经晨会讨论,多为扁平髋表现。治疗:按上法治疗,并手法整复半脱位,先治疗 4 个月,疼痛消失,肌力恢复,双腿等长,外展、外旋功能恢复,拍片示:已愈合。

周炳文

　　周炳文老中医,江西吉安县人,生于 1916 年春,幼入私塾。

‖ 加味益脾镇惊散 ‖

【组成】1. 党参 9 克　2. 白术 5 克　3. 茯苓 6 克　4. 甘草 3 克　5. 钩藤 5 克　6. 朱砂 0.3 克　7. 琥珀 1 克

【主治】惊吓泄泻。症见惊惕不宁,睡中时惊醒,泄泻粪便如水或粪青如苔,目珠淡蓝,指纹淡红,或青色。

【用法】每日 1 剂,水煎服用。

【加减】惊泻是婴幼儿泄泻中的一个类型,惊泻粪青如苔,泻色青,发热有味,睡卧不安,大便日行四、五次,多则十余次,平素胆怯易惊,寐时多汗,胃纳欠佳,指纹多淡红,若调治不当,往往缠绵难愈。本方宜于以上诸症治疗,如兼肠热食滞,腹胀,大便次数无度,黏如胶、矢气者,加黄连、木香、砂仁、焦三仙、陈米。另外还要强调饮食忌口,饮食需择清淡易消化之品,忌食生冷瓜肉,肥甘厚味。

蒋文照

蒋文照,男,1925年10月生,浙江省嘉善县人。

‖芪萸仲柏汤‖

【组成】1. 黄芪15克　2. 山茱萸9克　3. 杜仲12克　4. 黄柏6克　5. 白茅根12克　6. 茯苓15克　7. 牡蛎20克　8. 金樱子12克

【主治】慢性肾炎、肾病综合征而表现腰酸体瘦,舌质淡红胖嫩,苔腻,脉沉细弦,蛋白尿者。

【用法】1日1剂,清水煎,上下午各服一次。

【加减】

1. 体虚易于感冒者,加党参12克、炒白术9克。

2. 水肿未消、小溲短少者,茯苓改用茯苓皮,加大腹皮9克、车前草10克、薏苡仁20克。

3. 口干烘热者,加生地15克、麦冬9克、炒知母9克、菟丝子12克。

4. 尿赤而见红细胞者,加大小蓟各12克、阿胶珠9克。

【典型病例】

钱某,男51岁,1991年10月7日初诊。肾炎反复6年,1989年10月复发加重,诊为"慢性肾炎肾病型",住院治疗16个月。出院检查:浮肿基本消退,血压趋于正常,血清蛋白4.8克％,甘油三酯 150 毫克/100 毫升,总胆固醇 300 毫克/100 毫升,尿蛋白(＋～＋＋)。

近半年来,夜尿频多,每晚 4～5 次,量多清长,腰脊酸楚,两耳鸣响,神倦乏力,舌质淡红胖嫩,边有齿印,苔薄白腻,脉沉细。治拟益气养阴,补肾化浊。

生黄芪 24 克、制萸肉 6 克、生地 15 克、杜仲 12 克、黄柏 9 克、银花 15 克、生牡蛎 20 克、白茯苓 15 克、白茅根 15 克、金樱子 12 克、芡实 15 克、菟丝子 12 克、潞党参 15 克。

宗上方意,稍作增损,连服 50 余剂,11 月 25 日复诊,尿检连续 3 次蛋白呈阴性。夜尿 1～2 次,腰酸耳鸣减轻,体力渐增。血清蛋白 5.8 克％,甘油三酯 120 毫克/100 毫升,总胆固醇 260 毫克/100 毫升。

贺普仁

贺普仁教授,1926 年生,汉族,河北省涞水县人。

‖ 治漏肩风方 ‖

(一)穴位:条口(患侧)。

功能:祛风散寒,通调经络。

主治:肩周炎之轻症。症见:近期发病,以肩部轻微疼痛,逐渐加重,或局部发凉以及肩部沉重不适等。有的患者出现上肢活动受限,抬举轻微困难。

操作:用 3 寸 28 号针,单手快速进针,针向承山,直刺 2 寸多,用平补平泻手法,得气后出针,10 次为一疗程。

（二）穴位：条口，肩部阿是穴。

功能：温经补气，祛邪通络。

主治：肩周炎之重症。症见：发病大多三个月以上，肩部疼痛剧烈，入夜为甚，局部压痛明显，并有凉感，得温则稍缓，肩部各方向运动均受限，穿衣、梳头、系裤带都困难。

操作：条口操作同轻症，局部阿是穴用中号火针点刺。隔一日或二日 1 次，10 次为一疗程，5～10 个疗程可愈。

（三）穴名：膏肓（患侧），局部阿是穴。

功能：扶正祛虚，兼以通经活络。

主治：肩周炎之顽症。症见：发病多在半年以上，肩痛连绵不已，肩臂沉重，活动受限，不能高举，局部畏寒怕凉，多数伴全身乏力、气短、食欲不振等。

操作：用 3 寸 29 号毫针，从患侧膏肓穴进针，沿肩胛骨后侧缘向肩部平刺，使肩周产生酸麻胀感。留针 30 分钟，局部阿是穴火针点刺，隔二日一次，15 天为一疗程，一般要治疗 5～10 个疗程。

陈景河

陈景河主任医师，汉族，1917 年生于辽宁锦县。

‖消瘀散结汤‖

【组成】1. 鹿角 20 克　2. 浙贝母 15 克　3. 瓜蒌 20 克　4. 乳香 20 克　5. 没药 20 克　6. 香橼 20 克　7. 白芍 30 克　8. 甘草 10 克　9. 牡蛎 15 克（无鹿角可用鹿角霜代之）

【主治】乳核肿痛，或渗乳汁，或乳汁中带血者。

【用法】将药收入容器内,加温水浸泡一小时,即行煎煮,剩药液100毫升为宜,煎两次,将药液混合一起,分两次服之。

【加减运用】

1. 若口干燥、心下满者,为肝脾气逆化热伤阴,宜重用瓜蒌至50克,甘凉润燥,清热而祛满,加青果5克,平肝开胃而化瘀。

2. 乳腺肿胀痛甚者,加川芎10克、郁金10克,利用其气香串,同香橼舒解气机,同乳、没活血化瘀而止痛,并外用木香100克、鲜生地200克捣成泥状为饼,敷在局部。

3. 若舌苔白腻、不欲食者,为脾虚浊湿不化,加白术10克,健脾燥湿,鸡内金3克,启脾胃消化之力,又善解脾气郁结。

4. 若硬结不消,宜加甲珠10克,取其穿透破结之力,助软坚散结之药消坚止痛。

5. 若用此方治疗急性乳腺炎,红肿痛甚有寒热者,加柴胡15克、黄连15克、蒲公英50克。

赵思俭

赵思俭教授,汉族,1926年出生于天津市。

‖老人便秘方‖

【组成】1. 黄芪30克 2. 银花20克 3. 威灵仙10～20克 4. 白芍20克 5. 麻仁20克 6. 肉苁蓉20克 7. 厚朴3～10克 8. 当归20克 9. 酒大黄3～10克

【主治】老年虚证便秘。

【用法】水煎服,1日1剂,酒大黄不后下,此方可连服,俟大便调顺再停药。

【加减】大便连日得畅,可减免酒大黄。

1. 便燥严重,加元明粉 3~5 克冲入。

2. 气虚重,加党参 20 克。

3. 腹胀重,加木香 10 克。

4. 腰腿酸软,加杜仲 10 克、牛膝 10~15 克。

【典型病例】

张某,男,81 岁,原患糖尿病及冠心病、心房纤维颤动多年,现两病均较稳定,但苦于大便干燥不畅,数日一行,腹满面痛,先时用麻仁润肠丸等尚有效,近数月亦不起作用。如用泻药则引起便泻不止,虚急气短,痛苦万状。诊脉弦大,涩而少力,代止不匀。舌嫩而赤,苔黄浊不匀,证属气血阴液俱不足,燥热蕴蓄六腑,宜标本兼治,于补气养血益阴药中,辅以清降之品,以〔老人便秘方〕加元明粉 3 克,服药后大便得下,且下后腹中舒泰,气力精神转佳。减去元明粉连服此方月余,大便每 1~2 日一行,很正常,糖尿病及心脏病较前好转,诊脉仍代止,但已较前柔和有力,舌苔亦渐趋正常。以此方改配丸剂,用以巩固疗效,两月后停药病愈。

杜雨茂

杜雨茂教授,男,汉族,1934 年 9 月 10 日生于陕西省城固县。

‖加味散偏汤‖

【组成】1. 川芎 30 克   2. 白芍 15 克   3. 白芥子 6 克

4. 香附 9 克　5. 白芷 9 克　6. 郁李仁 6 克　7. 柴胡 9 克
8. 细辛 3 克　9. 蔓荆子 9 克

【主治】风寒、瘀或痰瘀交加为患所致之偏、正头风痛。症见头痛时作时止，或左或右，或前或后，或全头痛，或痛在一点。多因感寒冒风，或气郁不畅而诱发。发则疼痛剧烈，或掣及眉梢，如有牵引；甚或目不能开，头不能举，且头皮麻木，甚或肿胀，畏风寒，有的虽在盛夏，亦以棉帛裹头；痛剧则如刀割锥刺而难忍，甚至以头冲墙，痛不欲生。

【用法】上药加入清水 500 毫升，浸泡 30 分钟后，文火煎煮两次，每次半小时，滤汁混匀，每日早晚饭后服。痛剧者可日服一剂半，分三次服下。

【加减】

1. 若因感受风寒而发，可加荆芥、防风。

2. 疼痛剧烈，可加羌活、元胡。

3. 阴血亏虚，可加生地、当归。

4. 拘挛掣痛，酌加胆南星、僵蚕、全蝎。

5. 若为血管扩张性头痛，宜加贯众。

6. 若兼有高血压，可加怀牛膝、桑寄生。

7. 若兼有内热，可加知母、丹皮等。

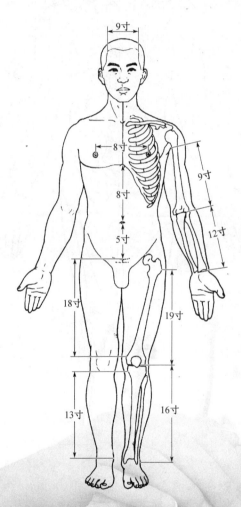

图 1-1　骨度折量寸正面观

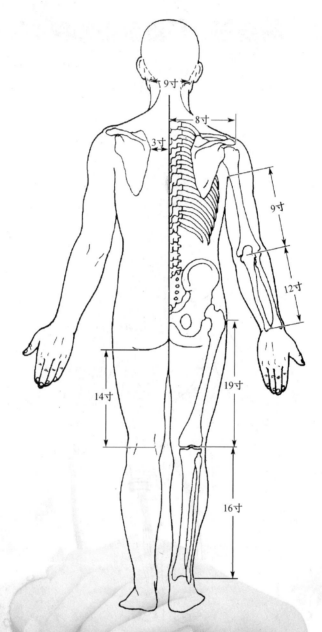

9寸

8寸

3寸

9寸

12寸

14寸

19寸

16寸

图 1-2　骨度折量寸背面观

【大杼穴位位置】(图 3)

大杼穴位于人体的背部,当第 1 胸椎棘突下,旁开 1.5 寸(二指宽)。

【风门穴位位置】(图 3)

风门穴位于人体的背部,当第 2 胸椎棘突下,旁开 1.5 寸。

【肺俞穴位位置】(图 3)

肺俞穴位于人体的背部,当第 3 胸椎棘突下,旁开 1.5 寸。

【心俞穴位位置】(图 3)

心俞穴位于人体的背部,当第 5 胸椎棘突下,旁开 1.5 寸。

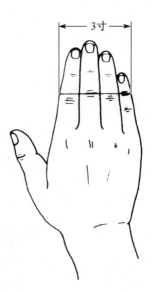

图 2　一夫寸(3 寸)

【膈俞穴位位置】(图 3)

膈俞穴位于人体的背部,当第 7 胸椎棘突下,旁开 1.5 寸。

【肝俞穴位位置】(图 3)

肝俞穴位于人体的背部,当第 9 胸椎棘突下,旁开 1.5 寸。

【脾俞穴位位置】(图 3)

脾俞穴位于人体的背部,当第 11 胸椎棘突下,旁开 1.5 寸。

【胃俞穴位位置】(图 3)

胃俞穴位于人体的背部,当第 12 胸椎棘突下,旁开 1.5 寸。

【肾俞穴位位置】(图 3)

肾俞穴位于人体的腰部,当第 2 腰椎棘突下,旁开 1.5 寸。

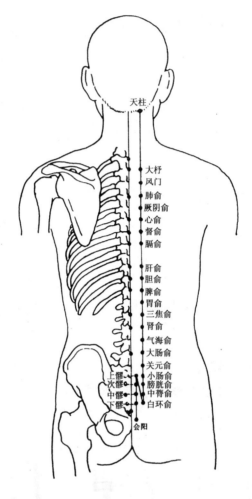

天柱

大杼
风门
肺俞
厥阴俞
心俞
督俞
膈俞

肝俞
胆俞
脾俞
胃俞
三焦俞
肾俞
气海俞
大肠俞
关元俞
上髎　　小肠俞
次髎　　膀胱俞
中髎　　中膂俞
下髎　　白环俞

会阳

图 3

【天突穴位位置】(图 4)

天突穴属于任脉穴位,位于人体颈部,当前正中线上,胸骨上窝中央。

【膻中穴位位置】(图 4)

膻中穴位于两乳头之间,胸骨中线上,平第四肋间隙。

【中脘穴位位置】（图 4）

中脘穴位于上腹部，当脐中上 4 寸(胸骨下端和肚脐连接线中点)。

【神阙穴位位置】（图 4）

神阙穴即肚脐，又名脐中，是人体任脉上的要穴。它位于肚脐
正中。

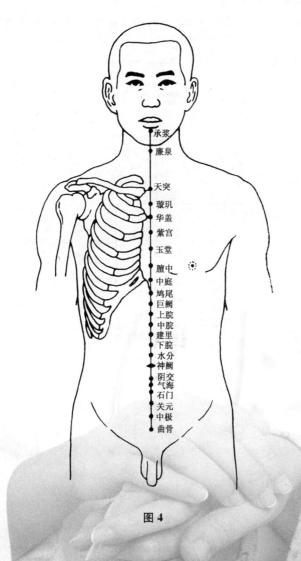

图 4

【气海穴位位置】(图4)

气海穴位于腹部,当脐中下1.5寸,身体前正中线上。

【关元穴位位置】(图4)

关元穴位于腹部,当脐中下3寸,身体前正中线上。

【天枢穴位位置】(图5)

天枢穴位于人体中腹部,当肚脐正中旁开2寸(三指宽处)。

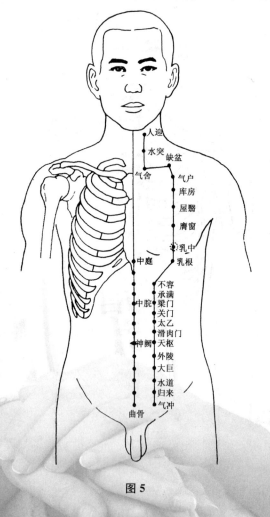

图5

【期门穴位位置】（图6）

期门穴位于胸部,当乳头直下,第6肋间隙,前正中线旁开4寸。

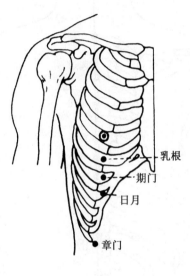

乳根

期门

日月

章门

图6

【血海穴位位置】（图7）

血海穴位于大腿内侧,髌底内侧端上2寸,当股四头肌内侧头的隆起处;屈膝取穴。(简便取穴:患者坐在椅子上,将腿绷直,在膝盖侧会出现一个凹陷的地方,在凹陷的上方有一块隆起的肌肉,肌肉的顶端就是血海穴。)

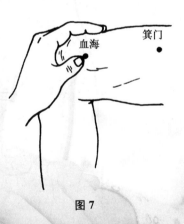

血海　　箕门

图7

【大椎穴位位置】（图8）

大椎穴位于人体的颈部下端,第七颈椎棘突下凹陷处。若突起骨不太明显,让患者活动颈部,不动的骨节为第一胸椎,约与肩平齐。

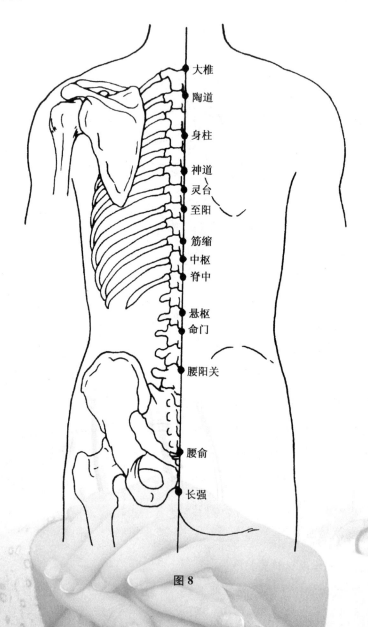

图 8

【足三里穴位位置】（图 9）

足三里穴位于腿膝盖骨外侧下方凹陷往下约 4 指宽处。（即：膝关节处有一个髌骨,髌骨下两边有两个坑,叫膝眼穴,内侧的叫内膝眼,外侧的叫外膝眼。从外膝眼开始,往下量四个横指的距离,再从胫骨的前缘向外测量一个横指的距离,即是足三里穴。）

简便寻找方法:用右手掌心按准右腿膝盖顶部,五指朝下,中指顶端向外一指的位置就是右腿足三里。（把你的手腕横纹,对准膝盖处髌骨的上边,这手自然地搭下去,中指尖指的位置）换左手用同样方法可以找到左腿足三里。

【丰隆穴位位置】（图 9）

小腿前外侧,外踝尖上 8 寸,条口穴外 1 寸,距胫骨前缘两横指,当外膝眼（犊鼻）与外踝尖连线的中点。

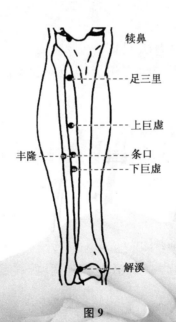

图 9

【厉兑穴位位置】（图10）

厉兑穴位于人体的脚部，足第 2 趾末节外侧，距趾甲角 0.1寸。

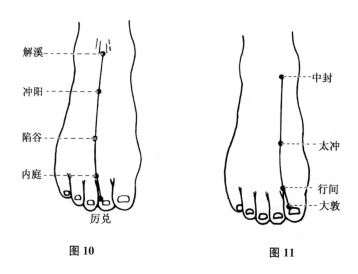

图 10   图 11

【中封穴位位置】（图11）

中封穴位于足内踝前一寸。（人体的足背侧，在足内踝前，胫骨前肌腱的内侧凹陷处）

【太冲穴位位置】（图11）

太冲穴位于足背侧，第一、二趾跖骨连接部位中。以手指沿踇趾、次趾夹缝向上移压，压至能感觉到动脉应手（第1、2跖骨结合部之间凹陷中）。

【行间穴位位置】（图11）

行间穴在足背侧，当第1、2趾间，趾蹼缘的后方赤白肉际处。

【阴陵泉穴位位置】(图 12)

阴陵泉穴位于人体的小腿内侧,膝下胫骨内侧凹陷中,与足三里相对。

【三阴交穴位位置】(图 12)

三阴交穴在小腿内侧,当足内踝尖上 3 寸,胫骨内侧缘后方;正坐屈膝成直角取穴。

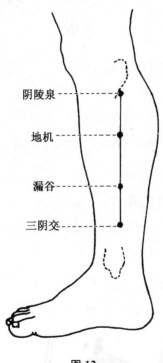

阴陵泉

地机

漏谷

三阴交

图 12

【太溪穴位位置】(图 13)

太溪穴位于足内侧,内踝后方与脚跟骨筋腱之间的凹陷处(即:脚内踝后缘的凹陷当中)。

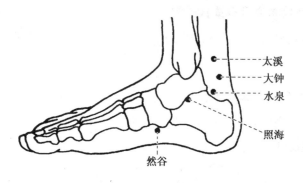

图 13

【涌泉穴位位置】(图 14)

涌泉穴位于足前部凹陷处第 2、3 趾趾缝纹头端与足跟连线的前三分之一处,当你用力弯曲脚趾时,足底前部出现的凹陷处就是涌泉穴。

【尺泽穴位位置】(图 15)

尺泽穴位于人体肘横纹中,肱二头肌腱桡侧凹陷处,微屈肘取穴。

【列缺穴位位置】(图 15)

列缺穴位于手腕内侧(大拇指侧下),能感觉到脉搏跳动之处。(两手虎口自然平直交叉,一手食指按在另一手桡骨茎突上,指尖下凹陷中就是列缺穴。)

【曲池穴位位置】(图 16)

曲池穴位于肘横纹外侧端,屈肘,当尺泽穴与肱骨外上髁连线中点。即:在手肘关节弯曲凹陷处。

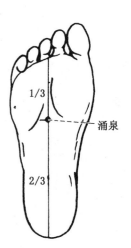

图 14

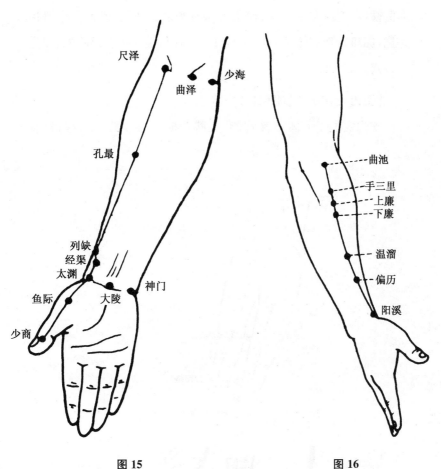

图 15　　　　　　　　　　　　　图 16

【合谷穴位位置】（图 17）

合谷穴位于人体的手背部位，第二掌骨中点，拇指侧。（或在手背，第一、二掌骨间，第二掌骨桡侧的中点）

简便取穴：先以右手拇指

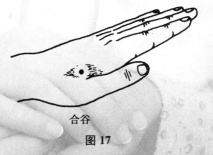

合谷

图 17

内侧横纹,对应左手虎口,拇指下压所按之处即是,或者食指拇指并拢,虎口处出现隆起肌肉,状若山丘,往后走为山谷凹陷处,即是合谷穴。

【支沟穴位位置】(图18)

支沟穴位于人体前臂背侧,在腕背横纹上3寸,尺骨与桡骨之间。

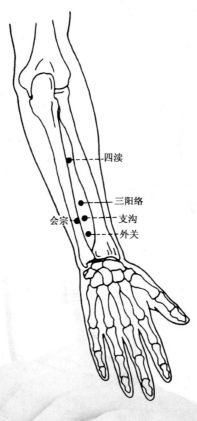

图18

【**定喘穴位位置**】(图 19)

定喘穴位位于人体背部,第七颈椎棘突下,旁开0.5寸。

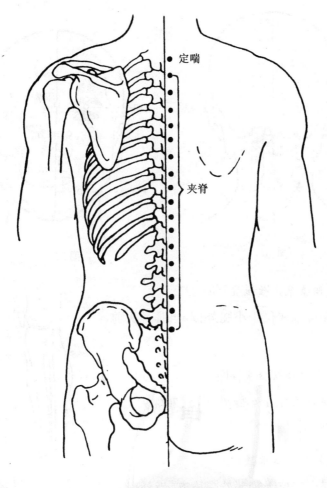

图 19

【**风池穴位位置**】(图 20)

风池穴位于项部,当枕骨之下,与风府穴相平,胸锁乳突肌与
斜方肌上端之间的凹陷处。

【印堂穴位位置】(图 21)

印堂穴是经外奇穴之一,位于人体的面部,两眉头连线中点。

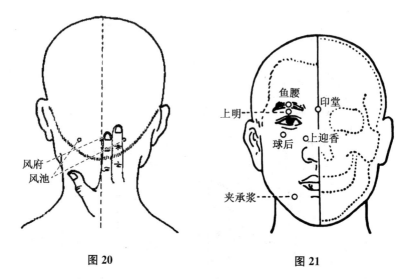

图 20   图 21

【阳陵泉穴位位置】(图 22)

阳陵泉穴位于小腿外侧,当腓骨头前下方凹陷处。

【悬钟穴位位置】(图 22)

悬钟穴位于小腿外侧,当外踝尖上 3 寸,腓骨前缘。

【昆仑穴位位置】(图 22)

昆仑穴位于足部外踝后方,当外踝尖与跟腱之间的凹陷处。

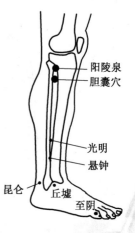

图 22